静脉输液治疗临床护理实践

主　编　周　琴　王春英　朱飞虹　赵国芳　房　君
副主编　陈丽君　徐培君　傅晓君　丁春波　余艳芬

U0211082

ZHEJIANG UNIVERSITY PRESS
浙江大学出版社

图书在版编目(CIP)数据

静脉输液治疗临床护理实践 / 周琴等主编. —杭州：
浙江大学出版社，2021.9
ISBN 978-7-308-21748-4

Ⅰ. ①静… Ⅱ. ①周… Ⅲ. ①静脉注射—输液疗法—
护理 Ⅳ. ①R457.2

中国版本图书馆 CIP 数据核字(2021)第 186583 号

《静脉输液治疗临床护理实践》

主编　周　琴　王春英　朱飞虹　赵国芳　房　君

责任编辑	潘晶晶
责任校对	殷晓彤
封面设计	沈玉莲
出版发行	浙江大学出版社
	（杭州市天目山路 148 号　邮政编码 310007）
	（网址：http://www.zjupress.com）
排　　版	杭州朝曦图文设计有限公司
印　　刷	杭州高腾印务有限公司
开　　本	880mm×1230mm　1/32
印　　张	4.625
字　　数	125 千
版 印 次	2021 年 9 月第 1 版　2021 年 9 月第 1 次印刷
书　　号	ISBN 978-7-308-21748-4
定　　价	28.00 元

前 言
Preface

　　静脉输液治疗是临床护理实践中的重要技术。随着护理学科的不断发展及静脉输液治疗安全管理的不断深入，迫切需要一本更贴近临床、实用、方便、全面及前沿的静脉输液治疗临床护理与实践的图书。

　　本书共五章，主要内容包括静脉输液的发展历史、静脉系统血管简介与评估、静脉输液工具操作与注意事项，最后通过经典案例，分享留置针在放射科的应用和在门诊输液室的应用等。本书内容丰富，资料翔实，通俗易懂，实用性强，既可作为临床静脉输液治疗的指导用书，又可用作临床一线护士的继续学习用书。作者均系中国科学院大学宁波华美医院在静脉输液护理方面的骨干和专家。作者在充分借鉴国内外最新研究资料的基础上，将多年积累的经验倾注其中。

　　《静脉输液治疗临床护理实践》对临床护理工作具有指导意义，先进性和启发性强，适合静脉输液治疗相关的护理人员、医学生和各级医务工作者阅读。

　　本书如有不妥之处，恳请护理界同仁不吝赐教，以使《静脉输液治疗临床护理实践》日臻完善。

编者

2021 年 8 月

目 录
Contents

第一章

静脉输液的发展历史

　　静脉输液治疗是将各种液体、药物、营养制品、血液注入血液循环的治疗方法。它的发展经历了近 500 年,在 20 世纪逐渐形成一套完整的体系,成为临床医学护理中最常用、最直接有效的治疗与支持手段。美国静脉输液护理协会(Infusion Nurses Society,INS)将静脉输液护理定义为:在体液与电解质、药理学、感染控制、儿科、血液制品输注治疗、肠外营养、抗肿瘤治疗及质量管理方面从事静脉输液的技术与临床实践。静脉输液护士有责任保证患者得到安全、高质量的服务。

一、静脉治疗基础理论发展

　　1628 年,英国医生威廉·哈维(William Harvey)发现了血液循环,从此人们逐渐认识到血液的流动和血管存在的重要性。这一发现使将药物注射到血液系统(作为一种治疗方式)成为可能,为后人开展静脉输液治疗奠定了理论基础。

　　1900 年,奥地利维也纳大学病理解剖研究所助教卡尔·兰德斯泰纳(Karl Landsteiner)发现不同人之间的血液混合有时会发生凝集,由此确定了人类最初的三种血型,即 A 型、B 型、O 型,并首次宣告开辟了现代输血的道路。第二年,卡尔·兰德斯泰纳的学生阿尔特(Alted)和斯特里(Sturli)发现了血液凝集的第Ⅳ类反应,即 AB 血型,遗憾的是却把这一反应当作一种例外,没有将其作为独立血型。直到 1906 年,詹斯基(Jansky)复查当时的研究报告时明确了 AB 血型,从而确定 ABO 血型分类,使得经静脉输血成为安全的急救手段。1907 年,鲁本·奥滕伯格(Reuben Ottenberg)开始应用 ABO 血型系统选择相同的血型输血,但输血仍存在严重的潜在危险,输血过程中的血液凝集仍是一大问题。1915 年,奥斯瓦尔德·罗伯逊(Oswald Robertson)发现了抗血液凝集的方法,枸橼酸钠作为抗凝血药得以成功应用于输血过程。1939 年,莱文(Levine)和斯特森(Stetson)发现血清中的抗-Rh 抗原。1941 年,莱文和伯纳姆(Burnham)发现抗-Rh 抗原引起妊娠及分娩时大出血,这一发现在安全输血方面迈出了重要的一步。

19 世纪以前,静脉输液技术发展缓慢,当时困扰医生的主要问题是静脉输液治疗过程中发生的感染和热原反应。19 世纪 60 年代,法国微生物学家路易斯·巴斯德(Louis Pasteur)发现疾病细菌理论,借助显微镜发现了微生物引起的感染,并阐明发酵和腐败会引起细菌的生长繁殖。格拉斯哥大学外科教授约瑟夫·李斯特(Joseph Lister)基于细菌理论提出假说:伤口化脓可能与微生物的感染有关。他进一步提出假设:如果破坏微生物的生长环境或阻止被污染的空气接触伤口,则可能预防感染的发生。之后,很多医生开始注意应用清洁原则。19 世纪后期,英国外科医生李斯特(Lister)提出了无菌理论和方法。20 世纪上半叶,无菌原则成为实践中的基本原则,只有无菌物品才能接触患者。1910 年,在常规护理中,仪器、器械的清洁消毒促进了热力灭菌的发展,任何接触患者的器械都必须经过严格的消毒、灭菌。1923 年,致热源被发现;1925 年,费城亨利·菲普斯(Henry Phipps)研究所的弗洛伦斯·塞伯特(Florence Seibert)解决了输液过程中的严重问题——致热源反应,这使得静脉输液安全得到了保证。

二、静脉输液的历史

1656年,英国医生克里斯托弗(Christopher)和罗伯特(Robert)用羽毛管作针头,将药物注入狗的静脉内,这是历史上首例将药物注入血管的医疗行为。1662年,德国医生约翰·梅杰(John Major)首次将药物注入人体,但由于感染,患者未被救活。1832年,欧洲霍乱流行,英格兰医生托马斯·拉塔(Thomas Latta)试着把煮沸的盐水注入霍乱患者的血管,成功奠定静脉输液治疗模式。1853年,法国生理学家克劳德·伯纳德(Claude Bernard)将含糖溶液输入狗的血管中;在随后的20年里,他继续实验,不仅注入含糖溶液,还注入蛋清和牛奶,这些实验都获得了一些成功。

1667年,法国皇家内科医生让-巴蒂斯特·丹尼斯(Jean-Baptiste Denis)通过试验提出动物-人的输血方式,他成功将9~10盎司(270~300mL)小羊羔的血液输入一名15岁患顽固性高热的男孩体内。丹尼斯最初做的两例给人输入动物血的试验获得成功,但第三例由于其他原因死亡,第四例因出现严重不良反应死亡。Denis的首次成功使得输血的使用变得混乱,并导致了严重的后果。1687年,由于输血出现几次严重的后果后,法国教会和议会颁布法令禁止了动物-人的输血方式。在以后的150多年里,输血输液治疗几乎没有任何进展。直到1795年,爱丁堡大学的菲利普·塞恩·菲齐克(Philip Syng Physick)记录了使用静脉输血的治疗方法成功治疗产后大出血的病例。

19世纪末,营养支持领域也有了一定的进展。1869年,门泽尔(Menzel)和维恩纳(Vienna)共同完成了关于将脂肪、牛奶等注入皮下的论文。1896年,贝迪尔(Biedl)和克劳斯(Krause)发表了用葡萄糖行静脉注射的论文。

大约250年间,不同物质被注入体内。20世纪,大部分的药物、先进的输液装置也在实践中被发明、应用。在这一时期,钠、葡萄糖溶液被广泛应用于临床,尽管它们仍只被用于严重疾病患者。

第二次世界大战期间,输血治疗被广泛应用以挽救伤员的生命。血浆首次被作为成分血使用。分离血浆的新技术在1941年迅速发展。1943年,红细胞被成功分离并使用。

除了静脉输液治疗的发展,营养支持领域在20世纪也得到进一步的发展。20世纪30年代是营养支持的试验阶段。20世纪70年代早期,杜德里克(Dudrick)证明了蛋白质和右旋糖酐溶液作为营养支持的有效性,正是有了这一证明,患者才能成功接受经静脉途径的肠外营养支持,这一发现挽救了无数患者的生命。

1940年以前,静脉输液只是危重疾病的一种额外治疗手段,仅由医生操作,护士只是协助做相关物品准备;20世纪40年代以后,静脉输液技术迅速发展,护理责任范围扩大。

三、静脉输液系统和容器的发展

20世纪60年代是静脉输液治疗迅速发展的时期,有超过200种的静脉输注液体,静脉输液给药方式、静脉输液工具和技术水平开始多样化。静脉输液系统经历由全开放式输液系统→半开放式输液系统→全封闭式输液系统的历史演变,静脉输液容器也开启了由玻璃瓶→塑料瓶→非聚氯乙烯(PVC)软袋的演变。

(一)静脉输液系统的历史演变

20世纪80年代之前,全开放式静脉输液系统一直广泛应用于临床。它由反复使用的广口玻璃吊瓶配以乳胶管、墨菲氏滴管、针头接管和反复使用的针头组成,液体置于广口瓶内,直接暴露在空气中,空气中微生物和微粒及系统携带的微粒严重地污染液体。第二代静脉输液产品属于半开放式输液系统。20世纪80年代,天津大塚公司引进塑料输液包装,推动了我国半开放式输液的开展。半开放式输液系统由硬塑料容器或玻璃瓶与带有滤膜的一次性输液管路组成,输液时需在瓶口橡胶塞处另外插入通气管,使空气进入瓶内,加压于液体面而将其输入人体。因此空气中的微生物及微粒仍可通过空气针进入输液,对人体造成损害。第三代静脉输液系统又名全封闭式静脉输液系统。20世纪90年代,我国塑料(PVC或非PVC)软袋输液包装问世,这促使全封闭式输液开始应用于临床。全封闭式静脉输液系统利用大气压直接作用于袋体使液体流出,输液过程不需要使用通气管,杜绝了空气中的灰尘、微生物污染输液的可能。

(二)静脉输液容器及其优缺点

1.玻璃输液容器

玻璃输液容器有近百年的发展历程。玻璃输液容器造价低,透明性好,物理、化学与热稳定性优良,耐压瓶体不变形,气密性好。但是玻璃瓶灌装液体复杂(需经过洗瓶、灌装、加垫薄膜、塞入橡胶塞、轧铝盖等),增加了药液污染的机会;运输与贮存不便:所占空间大,破碎的可能性较大,不耐低温;生产中清洗困难,易造成污染;制备、灭菌、包装与运输过程中,玻璃材质可能出现脱片、裂痕破损等。半开放式输液方式可使空气中的灰尘、微生物(如细菌、真菌、尘螨等)进入瓶内,引发输液感染。输液器针头穿破胶塞进入输液容器,可能使橡胶塞的微粒进入所包装的药液。

2.塑料瓶

塑料瓶体积小、重量轻,不易破碎,耐碰撞,运输便利;化学性质稳定,无溶出物,不掉屑;一次性包装使用,避免交叉污染。但塑料瓶瓶体透明性不如玻璃瓶,有一定的变形,气密性较玻璃瓶差,输液过程中仍需要插空气针以保持透气性,不能加压输液等。

3.塑料软袋

塑料软袋操作简便,体积小,重量轻,不易破碎;加药时被污染的概率低;杜绝空气中的灰尘、微生物污染输液;在制造过程中一次成型,进针和加药阀均为双层结构,避免了溶液与外界或橡胶的直接接触,防止污染,明显减少输液中的微粒。

塑料软袋有PVC软袋和非PVC软袋两种。

(1)PVC软袋

PVC软袋成分为聚氯乙烯塑料(PVC),由聚氯乙烯单体(VCM)聚合而成。其制品被广泛使用在输液、输血、肠外营养、采血等临床项目中。然而作为一种聚合物,其本身是一种硬性材料,添加塑化剂后变得柔软、有弹性,具有可塑性。邻苯二甲酸-2-乙基己酯(DEHP)是在市场上应用最多的塑化剂(又称增塑剂)。DEHP与PVC没有化学键的结合,仅仅是一种物理融合,因此,含DEHP的PVC软袋在使用中,DEHP会不断释出到所输注液体中,尤其在输注血液、脂肪乳等脂溶性液体和药物时,释放量十分巨大。目前普遍认为,DEHP是一种环境雌激素,主要对男性、女性产生生殖毒性,胚胎发育致畸,影响胎儿发育。以下情况应禁用含有DEHP的产品:输入脂溶性液体时、心脏移植手术、旁路移植手术、胎儿、新生儿、小儿、外伤患者、妊娠期妇女等。对医护人员的职业风险为:对子宫、卵巢具有毒性作用。因此,我国各级药品监督管理部门已采取积极措施,对PVC软袋的使用加以限制。

(2)非PVC软袋

非PVC软袋是近年发展起来的,为多层共挤膜,由多层聚烯烃材料熔融交联挤出,不使用黏合剂和增塑剂。目前较为流行的非PVC软袋多为三层结构。内层、中层采用聚丙烯与不同比例的弹性材料混合,使得内层无毒、惰性,具有良好的热封性能和弹性;外层为机械强度较高的聚酯或聚丙烯材料。三层结构成形的复合膜或共挤膜袋具有高阻湿、高阻氧性,透水透气性极低,可在121℃高温消毒,适合绝大多数药物的包装,用后处理环保指标等都很理想。非PVC软袋是当今输液体系中最理想的输液包装形式。

四、静脉输液工具的发展

早期,医生将羽毛卷片、动物静脉、动物膀胱等原始器材作为输液工具,后来用金属针、橡皮管代替,直到19世纪。

1945年,塑料套管被研发。第一支套管是用柔软的塑料管制成的,在插管时不仅需要切开静脉,而且要使用针头导引置入。20世纪50年代,一次性物品诞生。1957年,一次性静脉输液钢针被发明。在此之前,所有的输液产品都是反复使用的,需要进行消毒灭菌才能再次使用,这大大增加了接受输液治疗的患者发生感染及输液反应的风险。因此,一次性使用的输液器、静脉输液钢针及输液容器的出现,是静脉输液发展史的一座里程碑,有效地减少了院内感染的发生,降低了护士的工作强度。

1950年,戈蒂埃(Gautier)和马萨(Maasa)发明了Rochester导管。Rochester导管在铁针外面套上塑料管,降低了渗漏的发生率。此发明带来外周静脉导管的革命。目前市场上留置针针管的材质为全氟塑料(polyretrafluoroethylene,PTFE或Teflon)、聚氨酯(polyurethane,PUR)或聚亚氨酯。20世纪80年代,Teflon材质的导管,由于其易穿刺、价格低廉、渗出率低,静脉炎发生率相对较低,所以在临床静脉治疗中得到了广泛的应用。聚氨基甲酸酯(polyurethane)是聚氨酯的一种弹性体,强度高,由其做成的导管表面光滑,可保持足够的硬度以便于穿刺。一旦进入血管,这种材质便变得柔韧,可以漂浮在血管中,减少其对血管内膜的摩擦。临床研究指出,PUR材质的导管比Teflon材质的更加柔软,减少对组织的刺激,可长时间留置。INS推荐首选PUR材质的导管。

1969年,美国华盛顿大学医生贝尔丁·斯克里布纳(Belding Scribner)试图通过动静脉瘘管(肾衰竭患者用来进行血液透析的一种血管通路)输注肠外营养液。他发现患者的外周血管非常不耐受肠外营养液,这个发现最终导致他决定开发研制留置型的中心静脉导管(central venous catheter,CVC)。

20世纪70年代早期,医生杰克·布罗维亚克(Jack Broviac)等通过经皮锁骨下隧道在前胸壁放置一种全硅塑右心房导管。第一支能在临床应用输注肠外营养液的留置型CVC研制成功。1972年,医生罗伯特·希克曼(Robert Hickman)等将导管内径从0.22mm增至0.33mm,这种粗的导管被用于多种静脉治疗及血标本的采集。Hickman导管成为静脉通道的"金牌"。根据置入导管是否存在皮下隧道,留置型中心静脉导管可分为皮下隧道式导管和非皮下隧道式导管。1975年,医生希克曼与吉姆·希斯利(Jim Sisley)继续研制开发出了双腔CVC,这种导管一个腔可以输注全肠外营养液,另一个腔可以用来采血。Hickman-Broviac导管可以用于长期治疗,并发症也较少,这是静脉输液治疗安全的一次改革。

1978年,一位肿瘤外科医生勒罗伊·格罗洪(Leroy Groshong)发明了三向瓣膜式导管。该导管被命名为Groshong导管。三向瓣膜式经外周静脉穿刺的中心静脉导管(peripherally inserted central venous catheter,PICC)采用医用高等级硅胶材料,非常柔软,不管是穿刺过程中还是长期留置,它都可将损伤血管内膜及静脉炎或血栓形成的发生率降到最低,并且不会造成血管壁穿透。

五、静脉输液技术的变革

1912年,德国医生布雷克劳德(Bleichroder)将导管通过臂部放置在中心静脉,但他的实验没有被公开发表。1929年,德国医生沃纳·福斯曼(Werner Forsman)在对其左前臂臂窝处进行麻醉后,切开左臂肘部正中静脉,将一条4F导尿管通过正中静脉放置到上腔静脉(右心房开口处)。导管末端位置最终通过X线检查准确定位。这是史上有记载的类似目前使用的PICC被第一次应用于临床。27年后,福斯曼获得诺贝尔生理学或医学奖。

1949年之前,静脉输液治疗只能经外周血管进行。20世纪50年代,随着患者对中长期输液的需求越来越大,人们认识到将液体直接输注到上腔静脉要比通过外周静脉输注的效果好。因此,中心静脉输液方法被广泛采用,成为危重患者抢救过程中非常关键的技术。1968年,医生斯坦利·杜德里克(Stanley Dudrick)成功使用此方法输入肠外营养液,也因此激发中心静脉输液治疗蓬勃发展。

20世纪70年代开始,精尖技术在临床应用。从输液调节器、注射器泵,到输液泵、微量注射泵自动监控输液过程,精尖技术使连续高精度输液成为现实。目前,输液泵的技术已达到允许使用者在10~500mL/h进行精确的速度控制。微量注射泵拓展了泵的应用范围,它可用于血管活性药、化疗药、止痛药等的持续注入,以及新生儿的微量输液、输血等。"点滴通"自动输液控制器体积小、重量轻,既保持了输液泵的原有特性,又不占用操作台,使用者随身携带,方便、实用。

20世纪70年代,美国临床开始引进PICC技术,当时PICC最主要用于小儿和恶性肿瘤患者。20世纪80年代后期,PICC在成人患者中的应用越来越广泛,主要应用于中长期化学治疗肠外营养输注或抗菌治疗。相比于隧道型的或者标准型的中心静脉导管,PICC是一种可靠的、高性价比的替代品。

随后的赛丁格技术(Seldinger technology),即通过导丝放置导管的技术得到发展,新的撕裂式穿刺鞘(针)的应用简化了穿刺置管程序,通过撕裂式穿刺鞘可放置带预连式连接器的导管。这项技术的发明克服了产品设计上的许多障碍,护士被允许给患者置入PICC。这使得PICC的使用量大幅增加。

植入式静脉输液港(venous port access,VPA),简称输液港(PORT),是一种可植入皮下、长期留置在体内的静脉输液装置,主要由供穿刺的注射座和静脉导管系统组成。注射座留置锁骨下静脉或颈内静脉,导管末端到达上腔静脉。无损伤针可连续使用 7 天再更换。PORT 可全年输液使用,临床用于输注各种药物、补充液体、营养支持治疗、输血和血标本采集等。1982 年,PORT 在国外被首次报道,此后开始应用于临床。我国于 1988 年引进 PORT。随着 PORT 不断发展,其众多优点使该技术逐渐被国内许多医院接受并应用。PORT 是近年来临床静脉输液系统的最新技术,既攻克了普通深静脉置管无法长期留置的难题,又较好地解决了外周静脉输液对患者日常活动影响较大的问题,患者生活不受限制,接受药物治疗既方便又轻松,提高了患者的生活质量。但 PORT 价格昂贵,操作复杂,置管和拔管均需手术切开。

骨髓腔内输液(intraosseous,IO)应用于儿科和急诊。1922 年,德林克(Drinker)首次提出骨髓内输血的方式,并描述了动物骨髓腔的解剖特性及其作为输血部位的可行性,为以后骨髓腔内输液技术的应用提供了实验依据。1934 年,约瑟夫森(Josefson)首次报道,通过胸骨输注药物治疗恶性贫血取得了良好效果。20 世纪 40 年代,Tocantins 在骨髓腔内输血的基础上将这一技术扩展到静脉输液中。20 世纪 50~60 年代,由于塑料和聚乙烯套管的使用,静脉通路很容易维持,同时其他给药途径(如气管内、心脏内、腹腔内和舌下等给药途径)不断涌现,使得人们对骨髓腔内输液兴趣降低。20 世纪 80 年代,骨髓腔内输液被列入美国高级心脏生命支持(advanced cardiac life support,ACLS)和儿科高级生命支持(pediatric advanced life support,PALS)的训练课程。骨髓给液方式是静脉输液治疗领域的重大进展。在国外急救过程中,骨髓腔内输液作为安全、有效的静脉替代途径已被广泛应用;我国利用骨髓途径给药的报道不多。

静脉输液被认可为一个专业学科。1972 年,美国成立静脉输液学会;1999 年 12 月,中国静脉输液学会在北京成立。静脉输液发展趋势:静脉输液工具的多样化,输液方法的多途径、快速度、长留置。护理人员既要掌握静脉输液技术,又要提高静脉输液的服务质量。

不仅要提高成功穿刺率,而且要注意保护好患者的血管,同时保证各类导管的安全留置。因此,在选择穿刺的血管和穿刺工具时,需要做好充分的评估,根据患者的疾病、治疗方案、治疗时间、输注的药物及患者的血管条件,选择不同的血管及不同的穿刺工具。在满足输液的需求下,尽量选择最小、最细、最少腔的导管,并提高护理质量,切实为患者提供全程满意、安全、放心的静脉输液技术。

第二章

静脉系统血管简介与评估

静脉是指起自毛细血管，从全身各器官组织运送血液返回心脏的血管体。静脉的管壁较薄，管腔大，弹性较小，内压较低，血流慢。较大的静脉，特别是四肢的静脉，管腔内具有半月状瓣膜，瓣膜顺血流方向打开，逆血流方向关闭，有防止血液倒流的作用。静脉中的血液含有较多的二氧化碳，血液暗红。

静脉的功能是将身体各部的血液导回心脏。静脉血回流主要不是依靠管壁本身的收缩，而是靠管道内的压力差。影响静脉压力差的因素很多，如心脏的收缩力、血液重力、体位、呼吸运动，以及静脉周围的肌组织收缩挤压作用等。

第一节　静脉系统血管的结构与特点

一、静脉的分类

根据管径的大小，静脉分为大静脉、中静脉、小静脉和微静脉。但静脉管壁结构的变异比动脉大，甚至一条静脉的各段也常有较大的差别。

1. 微静脉

微静脉(venule)管腔不规则,管径 $50\sim200\mu m$,内皮外的平滑肌或有或无,外膜薄。紧接毛细血管的微静脉称毛细血管后微静脉,其管壁结构与毛细血管相似,但管径略粗、内皮细胞间的间隙较大,故通透性较大,也有物质交换功能。淋巴组织和淋巴器官内的后微静脉还具有特殊的结构和功能。

2. 小静脉

小静脉(small vein)管径达 $200\mu m$ 以上,内皮外有一层较完整的平滑肌,较大的小静脉的中膜有一至数层平滑肌。

3. 中静脉

除大静脉以外,凡有解剖学名称的静脉都属于中静脉(medium-sized vein)。中静脉管径 $2\sim9mm$,内膜薄,内弹性膜不发达或不明显。中膜比其伴行的中动脉薄得多,环形平滑肌分布稀疏。外膜一般比中膜厚,没有外弹性膜,由结缔组织组成,有的中静脉外膜可有纵行平滑肌束。

4. 大静脉

大静脉(large vein)管径在 $10mm$ 以上,上腔静脉、下腔静脉、无名静脉和颈静脉等都属于此类。管壁内膜较薄,中膜很不发达,为几层排列疏松的环形平滑肌,有时甚至没有平滑肌。外膜则较厚,结缔组织内常有较多的纵行平滑肌束。

二、静脉血管的结构

静脉血管大致也可分内膜、中膜和外膜三层,但三层膜常无明显的界限。静脉壁的平滑肌和弹性组织不及动脉丰富,结缔组织成分较多。

1. 内膜层

内膜层是血管最内层,以平坦、光滑、弹性的单层内皮细胞覆盖了整个血管的全程内壁。该内膜能分泌肝素和前列腺素,具有抗凝作用,且将血液和输进静脉的药液与血管内壁的其他组织隔离开。光滑内膜下层是粗糙表面,当这一层内膜受到破坏和损伤时,就有可能导致静脉炎、血栓。PICC 置管时应尽量避免对血管内膜的损伤。

2. 血管中膜

血管中膜是血管中层,以平滑肌与有收缩性的组织相结合,维持静脉张力,随血管内压力的增加或降低而扩张或收缩。该层的神经纤维除控制血管的扩张和收缩外,当血管受伤时还可对血管壁发出疼痛信号。反复穿刺血管会刺激血管收缩、痉挛,更进一步增加穿刺成功难度,还会造成送管困难。

3. 血管外膜

血管外膜是血管最外层,以结缔组织构成保护层,连接周围组织并对血管起支撑和保护作用。当穿刺针穿透这一层时,持针者的指端会感觉到轻微的反弹。

4. 静脉瓣

管径 2mm 以上的静脉常有瓣膜。瓣膜为两个半月形薄片,彼此相对,根部与内膜相连,其游离缘朝向血流方向。瓣膜由内膜凸入管腔折叠而成,中心为含弹性纤维的结缔组织,表面覆以内皮,其作用是防止血液逆流。

三、静脉流速及选择原则

1. 静脉的粗细与血液流速(见表 2-1)

表 2-1 静脉的粗细与血液流速

静脉粗细	血液流速/(mL·min^{-1})
手背及前臂静脉	1~95
肘部及上臂静脉	100~300

静脉粗细	血液流速/(mL·min^{-1})
锁骨下静脉	1000～1500
上腔静脉	2000～2500

2.最佳静脉的选择

静脉选择需根据治疗方案,满足治疗输液量的同时,必须提供必要的血液稀释。选择的静脉需满足以下条件:①有完整的、有弹性的皮肤支持;②易于触及、充盈良好;③柔软、直、有弹性;④不易滑动;⑤静脉瓣少、走行好;⑥无外伤史、血管外科手术史、放射治疗史、静脉血栓形成史。

第二节　血管通路的早期评估

根据患者的病情、既往史、治疗方案、治疗时间、药物性质、过敏史、血管情况等进行全面的输液前评估,选择合适的输注途径及输液工具。

一、患者评估

1.一般生理状况

如身高、体重、体温、血压、脉搏、呼吸等。

2.病史评估

如既往史、病情、基础疾病、治疗时间、静脉输液史、过敏史(药物、导管、敷贴、消毒剂等的过敏情况)、血管情况等,了解患者的血常规、血生化、肝功能、出凝血时间等实验室检查。

3.心理及家庭与社会支持状况

如患者及家属对疾病和静脉输液知识的认知及配合程度;是否

存在焦虑、恐惧等心理状态;患者在家庭中的角色及对费用的承受能力;家庭的经济状况;家庭成员的支持程度;社区有无医疗服务机构;有无置管后的维护人员与维护人员的技术水平及路程长短等。

二、治疗方案评估

1. 患者的病情与治疗时间

根据患者的病情及治疗时间选择合适的输注途径及输液工具。输注途径包括外周静脉输液及中心静脉输液;输液工具包括一次性静脉输液钢针、外周静脉留置针、中心静脉导管、经外周静脉穿刺的中心静脉导管、输液港。

(1)一次性静脉输液钢针:临床上一般不推荐使用,静脉治疗提倡钢针"零容忍",仅适用于短期或单次给药。

(2)外周静脉导管(PVC):宜用于短期静脉输液治疗(48～72h)。

(3)中心静脉导管(CVC):宜用于3天～4周静脉输液治疗。

(4)经外周静脉穿刺的中心静脉导管(PICC):宜用于4周～6个月,最长不超过1年的静脉输液治疗。长期静脉输液、化学治疗、慢性疾病、肠外营养、使用刺激性药物及缺乏外周静脉通路的患者均应采用PICC置管。

(5)输液港(PORT):宜用于4周～6个月及以上静脉输液治疗,对癌症复发需要不定期输液的患者适宜使用。

2. 药物特性评估

除了要识别药物的作用及副作用外还要了解药物的特性,包括药物的pH、理化因素、浓度、渗透压、对血管内膜的损伤性。

(1)外周短导管(包括一次性静脉输液钢针及外周静脉留置针):适用于无刺激性药物的静脉输液治疗,不适用于刺激性药物、发疱性药物、肠外营养液、pH<5或pH>9的药物、渗透压>600mOsm·L^{-1}

的药物(2011 INS 指南渗透压＞600mOsm·L^{-1},2016 INS 指南渗透压＞900mOsm·L^{-1})。这些药物会造成静脉炎及药物外渗引起损伤。

(2)中心静脉导管 (CVC):可用于任何性质的药物输注、血流动力学的监测,不应用于高压注射泵注射造影剂(耐高压导管除外)。

(3)经外周静脉穿刺的中心静脉导管(PICC):可用于任何性质的药物输注,不应用于高压注射泵注射造影剂(耐高压导管除外)和血流动力学监测。

(4)输液港(PORT):可用于任何性质的药物输注,不应用于高压注射泵注射造影剂(耐高压导管除外)。

三、风险评估

充分评估静脉治疗风险,鼓励患者在静脉治疗过程中使用安全可靠的静脉输液器材,并告知和记录风险评估情况,签署知情同意书并归档。主要存在以下几种风险。

(1)置管时的风险:个体差异不同,血管变异,可能会出现穿刺失败;导管易位;出血或血肿。

(2)置管后的风险:导管栓塞;导管堵塞;感染;液体溢出;纤维包裹膜形成;不能耐受置入性设备;静脉炎;血栓栓塞;血栓形成。

(3)治疗结束时的风险:拔管困难;导管断裂。

第三章

各种输液工具操作与注意事项

第一节　一次性静脉输液钢针

　　1957 年,一次性静脉输液钢针被发明,因材质为不锈钢而被取名为钢针。其型号有 4～12G 等规格,一般成人使用 7～8G,儿童使用 4.5～5.5G。长期临床实践证明,钢针输液会增加静脉输液液体渗透到皮下组织的概率,从而导致化学性和机械性静脉炎等并发症的发生。因此,在临床上不推荐使用。

　　目前,很多国家只将一次性静脉输液钢针用于血管细患者血液标本的单次采集。《输液治疗护理实践指南与实施细则》推荐:①一次性静脉输液钢针可用于患者血液标本的单次采集;②根据治疗目的、时间、潜在并发症和操作者个人经验,谨慎选用一次性静脉输液钢针给予短期(<4h)单次静脉输液治疗;③避免使用下肢血管进行穿刺;④在静脉推注或滴注持续刺激性药物、发疱性药物、肠外营养液、pH<5 或 pH>9 的液体或药物,以及渗透压>600mOsm・L^{-1} 的液体等药物时,避免使用一次性静脉输液钢针,以防发生渗出而引起组织坏疽。

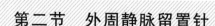

第二节 外周静脉留置针

1950年,戈蒂埃(Gautier)与马萨(Maasa)发明了Rochester导管,在铁针外面套上塑化管以降低渗漏的发生率。1958年,利用生物原材料聚氨酯(polyurethane)制成外周静脉留置针。我国自20世纪80年代开始使用留置针。

静脉留置针(intravenous catheter)又称套管针,其组成结构见图3-1。套管针是指穿刺时将外套管和针芯一起刺入血管中,在套管送入血管后,抽出针芯,仅将柔软的外套管留在血管中进行输液的一种输液工具。它具有保护血管,减少血管穿刺次数,对血管的刺激性小,减少液体外渗,不易脱出血管,减轻患者对输液的心理压力,可随时进行输液治疗,有利于危重患者的抢救和提高护理工作效率,减轻护士工作量等优点,因此在临床上被广泛应用。

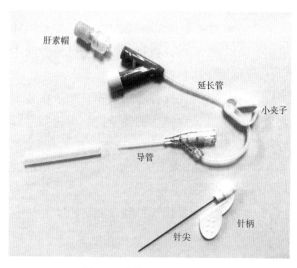

图 3-1 留置针的基本组成

一、适应证

留置针的适应证包括：①治疗时长短，外周静脉留置针通常用于预期输液治疗时长小于 6 天；②治疗有时效性要求，适用于须按时静脉注射药物的某些患者；③特殊人群，如新生儿、儿童、老年患者等血管穿刺困难者，需快速输液的危重患者；④血管健康的患者（有血管疾病的患者不宜使用留置针）。

二、禁忌证

留置针的禁忌证包括：①持续使用刺激性药物、发疱性药物、腐蚀性药物治疗；②肠外营养；③pH＜5 或 pH＞9 的灌注液；④渗透压＞900mOsm·L^{-1}的灌注液。

三、留置针型号与选择

留置针型号通常有 18～24G 几种，详见表 3-1。在满足处方治疗和患者需要的前提下，选择管径最细的外周静脉留置针，以使留置针在进入机体血管后漂浮在血管中，减少机械性摩擦及对血管内壁的损伤，从而降低机械性静脉炎及血栓性静脉炎的发生率。

留置针型号选择应注意以下几点：①对于大部分输液治疗选择 20～24G 的导管。管径超过 20G 的外周静脉留置针更容易引起静脉炎。②对于儿童、新生儿和老年患者，建议使用 22～24G 的导管，将置入相关的创伤降至最低。③当需要快速补液，如患者有外伤或在造影剂射线照相研究中需要使用有孔导管时，考虑使用更大管径的导管（16～20G）。④根据用于血液输注的血管尺寸使用 20～24G 的导管；当需要快速输液时，建议使用一个更大的管径。

表 3-1　留置针型号特征

国际型号	国内型号	导管长度/mm	导管外径/mm	导管内径/mm	流速/(mL·min⁻¹)	平均流速/(mL·min⁻¹)	颜色
18G	12♯	30	1.3	1.03	76～97	85	绿色
20G	9♯	30	1.1	0.83	45～58	50	粉色
22G	7♯	19/25	0.9	0.67	26～41	33	蓝色
24G	5♯	19	0.7	0.53	15～24	19	黄色

每天要对置管部位进行评估,如出现静脉炎、局部感染征象、导管故障或留置超过 96h 但需继续输液,则要更换穿刺部位,以免引起相关并发症。

留置针一般情况下不用于常规采血。

四、穿刺部位

穿刺血管应选择粗、直、弹性好、长度适宜的浅静脉。尽量选择上肢静脉,首选前臂静脉,因为上肢血管压力小,静脉瓣少,血流通畅,发生静脉炎的机会少。下肢静脉瓣多,血液回流慢,输液时,液体和药物滞留于下肢静脉的时间较上肢静脉长,因此静脉炎风险较大。

1.成年患者

(1)使用最有可能持续医嘱治疗的全长的静脉部位,包括掌背静脉、头静脉、贵要静脉和正中静脉,以增加留置时间。

(2)由于留置针可能引发组织损害、血栓性静脉炎和溃疡等风险,除非有必要,穿刺血管不应选择中下肢静脉。

2.儿童患者

(1)使用最有可能持续完成医嘱治疗的静脉部位,考虑的血管位于手部、前臂和腋以下的上臂,避免肘区。

(2)幼儿和学步期小儿可以考虑头皮位置的静脉,如果尚未行走,可以选择足部血管。

(3)避免手部、手指或者被用来吮吸的拇指/手指。

(4)在治疗先天性心脏缺陷的手术程序完成之后,由于锁骨下动脉的血流速度可能降低,应避免使用患儿的右臂血管。

3.其他注意事项

(1)穿刺时应与患者讨论对穿刺部位选择的手臂偏好,并建议选择非惯用手臂。

(2)留置针穿刺应避开部位:手腕的内侧面,避免产生疼痛和对桡神经的损害;肢体关节;触诊时疼痛的区域;受损区域和这些受损区域的远端部位,如有开放性创伤的区域;四肢上发生感染的区域;受损血管,如瘀紫、渗出、静脉炎、硬化、条索状或充血的血管;静脉瓣的位置;之前发生渗出或外渗的部位;计划进行手术的区域;该侧乳腺手术清扫腋窝淋巴结、淋巴水肿或动静脉瘘/移植的上肢末端;在对该侧身体进行放射治疗后;脑血管意外后的患肢。

(3)对于有慢性肾脏病患者,避免对将来可能进行血管手术的上肢末端外周静脉进行不必要的静脉穿刺。

(4)对血液透析瘘管、人工血管和导管的留置针置管,需要在肾病学家指导下进行,除非是在紧急情况下。

(5)对难以找到静脉通路和(或)静脉穿刺尝试失败后的患者,使用超声波检查法(US)进行外周静脉留置针放置。

五、穿刺方法

1.穿刺前准备

(1)物品准备:治疗车上层放置治疗盘(皮肤消毒液、棉签、输液贴、止血带)、静脉留置针、肝素帽、透明敷料、封管液、速干手消毒液等。治疗车下层放置锐器盒、医疗废物收集袋、生活废物收集袋、剪刀等。

（2）护士准备：严格遵循查对制度、安全注射，严格执行无菌技术操作原则。评估患者的病情、治疗、用药及外周血管状况，根据适应证判断留置针输液指征。

（3）患者准备：排空大小便，取舒适体位，保暖。

2. 穿刺时操作

（1）选择血管：根据穿刺部位相关要求选择合适血管。

（2）皮肤消毒：优先使用含＞0.5％氯己定（洗必泰）的乙醇溶液进行皮肤消毒。如果患者忌用氯己定乙醇溶液，也可以使用碘酊、碘伏（聚维酮碘）或 75％ 的乙醇溶液。消毒穿刺部位 2 次，消毒范围直径约 8cm。

（3）准备敷贴：打开无菌透明敷料外包装，放置于床边/治疗盘备用。

（4）选择留置针：在满足患者输液治疗需要的前提下，选择最小型号、最短的留置针。

（5）留置针连接输液器：输液器排气，打开留置针包装，将输液器上的一次性钢针直接连接在留置针的肝素帽上，并排气至留置针。

（6）戴手套：戴无菌手套。

（7）扎止血带：在进针点上方 10cm 处，时间不超过 2min，松紧度适宜，可放入 2 横指。

（8）除去护针套，松动针芯：一手固定导管座，一手垂直向上轻轻除去护针帽，左右转动针芯。

（9）穿刺：绷紧皮肤，嘱患者握拳，在消毒范围的 1/2～1/3 处进行穿刺，以 15°～30°角直刺静脉；进针速度要缓慢，在导管内见回血后降低进针角度到 5°～10°，再进针 2mm；将针芯后撤 2～3mm。

（10）送导管：持导管座及针翼座，将导管与针芯一起全部送入血管，确保导管全部在血管中。

（11）松开止血带：松止血带，嘱患者松拳。

（12）调速：打开调速器，观察滴速。

（13）撤出针芯：左手固定导管，右手持导管座及针翼座末端撤出针芯，直至针尖保护装置自动激活并脱离导管座，将带保护装置的针芯丢弃在锐利物收集盒中。

（14）固定：以穿刺点为中心用无菌透明敷贴无张力竖向（或横向）固定。敷贴要将隔离塞完全覆盖，胶带辅助固定隔离塞。延长管 U 形固定，肝素帽要高于导管尖端水平，且与血管平行。Y 形接口朝外。

（15）记录：在透明敷料边框上的标签标注穿刺日期、时间和操作者的姓名，标签覆盖在隔离塞上。

3.穿刺后操作

输液结束后，护士会用生理盐水冲洗导管中的药物，给予正压来确保导管内没有血液。

宣教：使用留置针进行输液和输液结束后，患者可进行适当运动，但避免剧烈运动，如打球、提重物等。

但在正常的压力下，封管后可能还会有少许血细胞进入导管内。如有深色回血至延长管，患者应立即上举手臂使延长管高于穿刺点。如患者需要淋浴，可在留置针外面包裹一层保鲜膜，防止进水，但不可将留有导管的部位长时间浸在水中。

六、固定敷料更换

通过目测、触摸完整敷料和通过患者的不适感的报告，包括疼痛、感觉异常、麻木或刺痛感，评估导管—皮肤连接部位和周围部位是否发红、压痛、肿胀和渗液。预估患者因年龄、关节运动和水肿的存在而引起皮肤损伤的潜在风险。需注意使用黏胶剂的导管固定装置引起医用黏胶相关皮肤损伤（medical adhesive related skin injury，MARSI）。使用皮肤防护溶液以降低 MARSI 风险。不应使用安息香复合酊剂,因为会增加 MARSI 风险,黏合剂的导管固定装置被移除时,会使黏结到皮肤上的黏合剂增加,引起皮肤损伤。

评估时限:至少每 4 小时进行一次评估;对于危重患者/注射麻醉药剂或有认知缺陷的患者,每 1～2 小时进行一次评估;对于新生儿/小儿患者,每小时进行一次评估;对于接受疱剂输注药物的患者,需增加频次。

如果敷料受潮、松动和(或)存在可见污渍,应至少 5～7 天更换一次外周静脉留置针的敷料。

移除旧敷料操作:撕一小段胶带,粘贴在敷料边缘处起边,顺着毛发生长方向 180°移除敷料;或水平牵拉,0°移除敷料。更换敷料时,脱出的导管不应被重新置入静脉。更换后的敷料标签纸上标注:留置针穿刺时间、更换敷料时间和操作者姓名。

七、维护

1. 准备预充导管冲洗器

打开预充导管冲洗器包装(从齿状处撕开);不要拧开锥头帽,向上推动芯杆,释放阻力,听到"咔嚓"声后即停止,以示功能开启;将启动后的预充导管冲洗器放置床边备用。

2. 消毒肝素帽

方法一,使用前,采用 75%乙醇棉片擦拭消毒肝素帽表面及周边螺口,至少消毒 15s;方法二,使用前,采用 75%乙醇、碘伏、安尔碘棉签平放旋转消毒肝素帽表面及周边螺口,至少消毒 15s。

3. 预充导管冲洗器连接头皮针连接处

拧开锥头帽,垂直手持冲洗器,排气;输液器乳头与头皮针连接处分离,将预充导管冲洗器的尖端垂直插入旋紧头皮针连接处。

4. 冲管

一手持肝素帽,一手持预冲导管冲洗器,采用脉冲式冲洗导管。

5. 正压手法封管

预冲导管冲洗器推完生理盐水后,尽量靠近针座处夹紧夹子。

八、使用期限

留置针留置时间一般最长为 24 天;若穿刺部位在大血管(如颈外静脉)则留置时间可相对延长。但一般留置时间推荐为 3～7 天,最有效的期限为 3 天,3 天内很少发生阻塞和渗漏。

九、拔管

1. 操作前准备

(1)准备用物:无菌棉球/无菌带吸收垫敷贴、锐器物收集盒、污物盒。

(2)个人准备:洗手,戴口罩。

2. 拆除无菌透明敷料

180°或 0°移除透明敷料撕除敷料;观察局部皮肤是否有红、肿、热、痛、皮疹及有无分泌物等感染、过敏症状,如果出现感染症状,及时通知医生,并做记录。

3. 拔管

将无菌棉球/无菌带吸收垫敷贴轻按穿刺点;略微旋转导管然后拔出导管,并同时适当按压穿刺点;检查核对导管长度的完整性。

4. 患者宣教

拔管后,嘱咐患者按压穿刺点 2min,以防止穿刺点出血。

十、常见并发症及处理

(一)发热反应

1. 临床表现

输液过程中出现发冷、寒战和发热。轻者:体温 38℃ 左右伴头痛、恶心、呕吐、心悸,停止输液数小时后多可自行缓解。重者:高热、呼吸困难、烦躁不安、血压下降、抽搐、昏迷,甚至危及生命。

2.发生原因

因输入致热物质,输入液体消毒或保管不善、变质,输液管表层附着硫化物等所致。

3.预防措施

严格执行查对制度;严格遵守无菌技术操作原则;严格执行消毒隔离制度;加药时斜角进针,避免胶塞碎屑带入瓶中;加药时避免使用大针头及多次刺穿瓶塞;加两种以上药物,注意配伍禁忌。

4.处理措施

评估发热程度,给予心理安慰;对发热反应轻者,减慢输液速度;对发冷、寒战者,停止输液并给予保暖;对高热者,立即停止输液,予以物理降温,观察生命体征,并按医嘱给予抗过敏药物及激素治疗;对发热反应严重者,即刻停止输液,遵医嘱予以对症处理,并保留输液器具和溶液进行检查。如需继续输液,更换液体、输液器、针头,并重新选择注射部位进行穿刺。

(二)静脉炎

1.临床表现

沿静脉走向出现条索状红线,局部组织发红、肿胀、灼热、疼痛,常伴有畏寒、发热等全身症状。发病后可因炎性渗出、充血水肿、管腔变窄而致静脉回流不畅甚至阻塞。

2.发病原因

无菌操作不严格;输入药液过酸或过碱;输入高渗液体,使血浆渗透压升高;长时间在同一部位输液;输液速度与药液浓度的影响;高浓度刺激性强的药物。

3.预防措施

严格执行无菌原则;正确选择输液工具;尽量避免下肢静脉输

液,如必须选择下肢静脉输液,抬高下肢20°～30°,以加快血液回流;输入对血管壁刺激性强的药物时,应选用大血管;药物充分稀释并严格控制输注的浓度和速度;严格掌握药物配伍禁忌。

4.处理措施

停止患肢静脉输液并抬高患肢、制动。根据情况进行局部处理:①局部热敷;②50%硫酸镁溶液行湿热敷;③中药如意金黄散外敷;④云南白药外敷;⑤超短波理疗;⑥如合并全身感染,遵医嘱应用抗菌药物治疗。

(三)静脉穿刺失败

1.临床表现

针头未刺入静脉,无回血,滴注药物有阻力;输液点滴不畅,甚至不滴;针头斜面滑出血管外或一半在血管外,药液注入皮下,局部疼痛及肿胀。

2.发生原因

静脉穿刺时见回血后再进针时针尖又穿破血管壁;反复皮下穿刺致外套管尖端边缘破损或边缘外翻损伤血管。

3.预防措施

(1)做好注射前评估:①选择暴露好、较直、弹性好、清晰的浅表静脉进行静脉穿刺;②选用型号合适、质量可靠的针头;③评估患者的合作程度,取得患者良好的配合。

(2)熟练掌握静脉穿刺技术,提高穿刺成功率:①对于静脉硬化、弹性差者,穿刺时应压迫静脉上下端,固定后于静脉上方成30°斜角直接进针,回抽见回血后,轻轻松开止血带,避免弹力过大针头脱出造成失败;②对于四肢末梢循环不良者,注射前可行局部热敷、饮热饮料等保暖措施,促进血管扩张;③对于水肿患者,应先行局部顺血管方向轻柔推压,使血管暴露后穿刺;④对于肥胖患者,应用手摸清血管方向,或按解剖方位沿血管方向穿刺。

（3）严格检查静脉留置针的包装及质量，有破损或过期者不能使用。

（4）穿刺时动作要稳，进针要快、准，避免反复穿刺，妥善固定，防止脱出。

（5）穿刺时观察有无回血，并体会针尖刺入血管时的"落空感"以判断是否进入血管；不要盲目进针或退针。

（6）见回血后平行缓慢顺血管的方向进针 0.1～0.2cm，使外套管的尖端进入血管，再轻轻边退针芯边向血管内送入外套管，但不能将外套管全部送入。如遇阻力，不要强行向内推送，观察静脉走向及有无静脉瓣等，确定外套管在血管内，即可固定。

4.处理措施

（1）评估穿刺失败为针头未进入静脉，无回血时，可针头稍后退但不退出皮肤，调整进针角度和方向，穿刺入血管，见回血，无肿胀，则穿刺成功。

（2）评估穿刺失败为针头斜面一半在血管内、一半在管腔外，或者穿破血管，针头在血管外时，立即拔针，局部按压止血。重新选择合适血管穿刺。

（四）药液外渗性损伤

1.临床表现

注射部位出现局部肿胀、疼痛，皮肤温度低。

2.发生原因

穿刺不当，致针头穿破血管；患者躁动，针头固定不牢；患者组织缺血缺氧致毛细血管通透性增高；血管弹性差、穿刺不顺利、血管过小，注射药物推注过快。

3.预防措施

选择合适的血管，避免药物外渗。熟练掌握静脉穿刺技术，避免因穿刺失败而造成药液外渗。

4. 处理措施

注射时，注意观察有无药液外渗；如发生药液外渗，立即终止输液；拔针后局部按压；另选血管重新穿刺。对因外渗造成局部疼痛、肿胀者，应根据注射药液的性质不同分别处理。①血管收缩药外渗，可采用肾上腺素拮抗剂，以扩张血管；同时给予 3％醋酸铅局部湿热敷。②高渗药液（20％甘露醇、50％葡萄糖）外渗，可用 0.25％普鲁卡因 5～20mL 溶解透明质酸酶 50～250U，注射于渗液局部周围，因透明质酸酶有促进药物扩散、稀释和吸收的作用。③对于抗肿瘤药物外渗，应尽早抬高患肢，局部冰敷，使血管收缩并减少药物吸收。④阳离子（氯化钙、葡萄糖酸钙）溶液外渗，可用 0.25％普鲁卡因 5～10mL 局部浸润注射，可减少药物刺激，减轻疼痛。同时用 3％醋酸铅和 50％硫酸镁溶液交替局部湿热敷。⑤如药物外渗超过 24h 未恢复，局部皮肤由苍白转为暗红，禁止热敷。如上述处理无效，组织发生坏死，则由外科处理，预防感染。

（五）导管阻塞

1. 临床表现

静脉滴注不畅或不滴，有时可见导管内凝固的血块。

2. 发生原因

穿刺前准备不充分；穿刺时未及时回抽；输液或输血完毕未及时发现，导致血液回流至导管凝固。

3. 预防措施

穿刺前连接好输液装置，避免导管折叠；输液过程中加强巡视，防止因输液压力过小或输液管弯曲、返折导致的滴注不畅及血液回流时间过长而凝固在输液管内；如遇局部肌肉痉挛的患者，避免在此部位输液；对全身抽搐发作的患者，静脉输液时应及时控制抽搐。

4. 处理措施

导管或针头阻塞时，重新选择静脉进行穿刺。

(六)注射部位皮肤损伤

1.临床表现

胶贴周围发红、小水疱;部分患者皮肤外观无异常改变,但在输液结束揭去胶带时可见表皮撕脱。

2.发生原因

各种原因造成体内水钠潴留而肢体浮肿患者和皮肤敏感者(尤其对胶布过敏者),输液时间太长,在揭去胶带的外力作用下,易发生皮肤创伤。

3.预防措施

使用一次性输液胶贴。对水肿及皮肤敏感者,穿刺成功后,针尖处压无菌棉球,再改用消毒后的弹力自黏性绷带固定,松紧以针头不左右移动为宜。输液结束揭去胶贴时,动作缓慢、轻柔,一手揭胶贴,一手按住与胶贴粘贴的皮肤慢慢分离,防止表皮撕脱。如揭除困难,用生理盐水浸湿后再揭除。

4.处理措施

(1)水疱小于5mm时,保留水疱,用生理盐水将皮肤清洗干净,无菌干纱布擦干后覆盖水胶体敷料,每3~4天更换敷料1次。

(2)水疱大于5mm时,络合碘消毒皮肤后用无菌针头抽出水疱内液体,用无菌干纱布擦干后覆盖水胶体敷料,每3~4天更换敷料1次。

(3)表皮撕脱时,用生理盐水清洗创面,并以水胶体敷料覆盖并封闭创面,每3~4天更换敷料1次。

【病史】

李女士,23 岁,因车祸头部受伤,昏迷 1h 余就诊。入院后,患者呕吐、抽搐、呼吸困难、小便失禁。体检:昏迷,右侧瞳孔散大,对光反应消失。头颅 CT 检查提示:右额颞顶硬膜下血肿,右额骨折。诊断:重型颅脑外伤,右额颞急性硬膜下血肿。立即在全麻下行右额急性硬膜下血肿清除,术后给予脱水、消炎、止血等治疗。医嘱:生理盐水 250mL＋酚磺乙胺(止血敏)0.5g 静脉输液,每天 1 次;20％甘露醇 200mL 静脉输液,每 8 小时 1 次。

作为护士,你如何按护理程序为患者输液?

【讨论分析】

目前患者病情危重,处于昏迷状态,给予止血、脱水和消炎治疗,需要随时给药和紧急抢救,且林格氏液需快速静脉点滴。为能顺利建立静脉通路和保证输液速度,最好采用静脉留置针。应选择粗直、避开关节并与纵轴平行的静脉,能减少穿刺次数,减轻痛苦,有效保护患者的血管。

【操作前准备】

1. 护士:仪表端庄、服装整洁、修剪指甲、洗手、戴口罩。

2. 用物:①基础注射盘、输液器、注射器、止血带、治疗巾、输液贴、输液治疗单。②输液架,必要时备小垫枕、夹板、绷带、手套及输液泵(除按密闭式静脉输液的用物准备外,另备静脉留置针和无菌透明膜敷贴)。

3. 患者:取舒适卧位。

4. 环境:安静、整洁、安全。

【操作步骤】

1. 核对:核对患者身份,询问有无大小便,有无乙醇、碘及胶带过敏史。

2.评估：评估患者的病情、治疗、用药及外周血管状况，根据适应证判断留置针输液指征，注意患者凝血状况及注射血管活动度。

3.操作准备：严格遵循查对制度、安全注射，严格执行无菌技术操作原则，检查打开留置针敷贴。

4.患者准备：排空大小便，取舒适体位，保暖。

5.注射过程：选择静脉、扎止血带、消毒→准备留置针、排气→旋转针芯→穿刺→三松(松止血带、松拳、松调节器)→固定→记录时间→调节滴速→核对告知。

6.操作后：用物处理，洗手记录。

7.封管：封管，再次输液，拔针。

(1)目的：保证静脉输液管道的通畅，并可以将残留的刺激性药液冲入血液，避免刺激局部血管。

(2)方法：采用边推注边退针的方法，直至注射器针头完全退出为止，以确保正压封管。

(3)常用封管液：①无菌生理盐水，每次 5～10mL，每 6～8h 重复冲管 1 次；②稀释肝素溶液，每毫升生理盐水含肝素 10～100U，每次用量 2～5mL。

【注意事项】

1.告知患者注意保护使用留置针的肢体，不输液时，也尽量避免肢体下垂姿势，以免由于重力作用造成回血堵塞导管。

2.更换透明贴膜后，要记录当时穿刺日期。

3.严格掌握静脉留置针的留置时间，一般静脉留置针可保留 3～5 天，最好不要超过 7 天。

4.每次输液前后应检查患者穿刺部位及静脉走向有无红、肿，询问患者有关情况。

第三节 中心静脉导管

20世纪90年代初期,国内外已普遍使用中心静脉置管技术,避免了反复外周静脉穿刺,中心静脉穿刺置管在监测中心静脉压(central venous pressure,CVP)、维持血容量及肠外营养(parenteral nutrition,PN)等方面得到广泛的临床应用。目前中心静脉导管不仅仅用于输液,已扩展到快速建立血液透析通路、引流心包及胸腔积液、治疗气胸等方面的应用。

一、定义

中心静脉导管是经皮肤直接自颈内静脉、锁骨下静脉和股静脉进行穿刺,沿血管走行直至上腔静脉的置管,导管尖端置于上腔静脉或下腔静脉的导管。

二、适应证

中心静脉导管适应证包括:①外周静脉穿刺困难的患者;②需要长期大量输液的患者(中心静脉导管可以减少反复静脉穿刺给患者带来的痛苦);③需要大量、快速扩容通道的患者(中心静脉置管相比外周静脉置管可以提供快速静脉通路);④需要长期肠外营养治疗的患者;⑤需要输入化疗药物、高渗药物、刺激性药物或反复输入血液制品的患者;⑥需要血液透析、血浆置换的患者;⑦放置临时起搏电极的患者;⑧危重病抢救或大手术需要行中心静脉压监测的患者;⑨气囊漂浮导管行血流动力学监测的患者。

三、禁忌证

中心静脉导管禁忌证包括:①静脉损伤,静脉畸形或者静脉血栓的患者;②严重的出血或者凝血功能障碍的患者;③穿刺部位烧伤、感染、破溃的患者;④麻醉剂过敏的患者;⑤严重的上腔静脉压迫综合征患者;⑥胸廓畸形或有严重肺部疾病(如肺气肿等),禁忌行锁骨下静脉穿刺的患者。

四、中心静脉导管规格型号

中心静脉导管从单腔到多腔,从小儿到成人,从普通导管到抗感染导管,市面上有很多品种。且不同型号不同腔数对应的导管直径不同,长度也不同。需根据患者情况及病情的需要选择相应的中心静脉导管(表 3-2)。

表 3-2　常见中心静脉导管的腔数、直径和解剖图

中心静脉导管腔数	规格直径长度	管腔内解剖图
单腔中心静脉导管组	20Ga * 14cm(婴儿适用)	
	18Ga * 20cm(小儿适用)	
	16Ga * 20cm(常用规格)	
	14Ga * 20cm(带侧孔,60cm导丝)	
双腔中心静脉导管组	7Fr * 16cm(14,18Ga)	
	7Fr * 20cm(14,18Ga)	
	7Fr * 20cm(16,16Ga)	
	8Fr * 16cm(14,14Ga)	
	8Fr * 20cm(14,14Ga)	

续表

中心静脉导管腔数	规格直径长度	管腔内解剖图
三腔中心 静脉导管组	7Fr * 16cm(16,18,18Ga)	
	5.5Fr * 30cm(20,22,22Ga)	
	7Fr * 20cm(16,18,18Ga)	
四腔中心 静脉导管组	8.5Fr * 30cm（14，16，18，18Ga）	
	8.5Fr * 20cm（14，16，18，18Ga）	

五、不同规格深静脉导管的功能说明

1. 单腔中心静脉导管

单腔中心静脉导管（图 3-2）适用于输液、静脉测压、静脉营养治疗、引流等多种情况。

抗感染单腔中心静脉导管分为两种规格：一种为抗感染单腔单孔中心静脉导管；另一种为

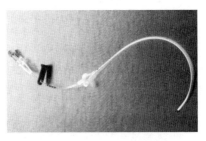

图 3-2　单腔中心静脉导管

抗感染单腔多孔中心静脉导管。抗感染单腔单孔中心静脉导管仅在导管头端有一个液体排出孔，而抗感染单腔多孔中心静脉导管除了在导管头端有一个液体排出孔外，在距离头端 1cm、2cm 处分别有一个侧孔。

2. 双腔中心静脉导管

双腔中心静脉导管（图 3-3）有两条独立的输液通路，分为主腔和侧腔，主腔直径大于侧腔，主腔一般内径形状为圆形，侧腔内径形状一般为月牙形，主腔与侧腔所输注的液体在管路里不会相通，因而相互之间不受干扰。可同时进行静脉压监测和输液，或同时输入两种不同的液体。双腔中心静脉导管（直径 11.5Fr）可用于血液透析。

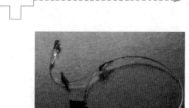
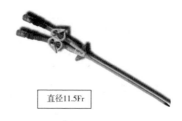

直径11.5Fr

图 3-3 双腔中心静脉导管

3.三腔中心静脉导管

三腔中心静脉导管(图 3-4)在同一
导管内可提供 3 个静脉输液管路,可同
时做静脉压监测、输血、采血等工作,并
可做大量输液、静脉营养治疗。可减少
穿刺次数,更方便医护人员护理。

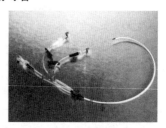

图 3-4 三腔中心静脉导管

4.四腔中心静脉导管

四腔中心静脉导管在同一导管内可提供 4 个静脉输液管路,可
同时用于血管活性药(如去甲肾上腺素组)、强心剂(如多巴酚丁安
组)、各类维持药物(如胰岛素组)、丙戊酸钠等药物的输注,还可用
于抗感染、护肝护胃等药物的普通输液及输血,常用于重症患者。

六、中心静脉导管不同部位的静脉穿刺方法

1.颈内静脉

以胸锁乳突肌为标志,分为前中后进路 3 种方法。

(1)前进路:术者以左手示指(食指)和中指在中线旁开 3cm,于
胸锁乳突肌前缘中点,相当于甲状软骨上缘水平,触摸到颈总动脉
搏动并推向内侧,离颈总动脉搏动外缘 0.5cm 处进针,针身与皮面
呈 30°~40°角,针尖指向胸锁乳突肌三角处,边进针边回抽,见暗红
色血后即稳妥置管。

(2)中进路:以胸锁乳突肌三角顶点为进针点,该点距锁骨上缘

3～5cm(约1～2横指),针身与皮肤夹角呈30°,与中线平行指向同侧乳头,一般进针2～3cm即可入颈内静脉。

(3)后进路:在胸锁乳突肌的外缘中、下1/3交点处进针,针身保持水平位,针尖指向胸骨柄上窝。

2.锁骨下静脉

以锁骨为标志,分为上下二进路。

(1)锁骨上路:在胸锁乳突肌的锁骨头的外侧缘,锁骨上方约1.0cm处进针,针身与矢状面及锁骨各呈45°角,在冠状面呈水平或稍向前略偏15°角,针尖指向胸锁关节,一般进针1.5～2cm即可入锁骨下静脉。

(2)锁骨下路:传统的入路为从锁骨中、内1/3交界处,锁骨下缘1～1.5cm处进针,针尖指向同侧胸锁关节后上缘。改良新入路在右锁骨中心垂线与胸锁关节水平线相交点为最佳穿刺点。针尖指向甲状软骨下缘。

3.股静脉

在腹股沟韧带下二横指处,以左手示指和中指触摸股动脉,在其内侧0.5cm处进针,针尖指向头侧,针身与皮肤呈30°角。临床实际操作中,医生更喜欢用"三指定位法"(中指和拇指分别置于患者的大腿内、外侧,其指尖两点连线与腹股沟韧带平行,示指置于两点连线的中点上方,腹股沟韧带下方2cm处,即股静脉穿刺点)确定股静脉穿刺部位,定位方法简单、准确。

七、不同部位穿刺置管优缺点

1.颈内静脉置管

(1)优点:①颈内静脉体表标志相对明显且粗、解剖部位固定,较少发生变异,受年龄、肥胖等因素影响少。②穿刺方法较易掌握、置管时间长,不限制患者活动等。

（2）缺点：①颈内静脉离口咽分泌区较近,导致颈内静脉具有较高的感染率,且置管不易固定,导管头端容易随头颈部的移动而活动,对穿刺部位皮肤造成持续刺激。②危重患者多伴有气管切开及机械辅助呼吸,气管切开处的分泌物可直接污染穿刺部位,病原菌随穿刺部位向下迁移,导致导管感染。

2.锁骨下静脉置管

（1）优点：①目前临床上比较一致的观点是锁骨下静脉感染发生率最低。锁骨下静脉穿刺处皮肤菌落计数较少,皮肤油性及湿度低且容易固定,易换药,不易污染。②锁骨下静脉径粗,位置固定,不易塌陷,穿刺置管成功率高。③该静脉血流量大,注入的高渗液体及化疗药物可很快被稀释,对血管壁刺激性小。

（2）缺点：由于胸膜顶高于锁骨,如进针角度和方向不准,易穿破胸膜致气胸;又因吸气时是负压,锁骨下静脉穿刺还易造成空气栓塞,故不适于初学者穿刺;也不能用于胸部畸形、严重肺部疾患、腹水、呼吸困难患者。根据美国疾病控制与预防中心规范,中心静脉穿刺时首选锁骨下静脉;而在国内,很多操作人员为了避免气胸等机械性并发症的发生,将颈内静脉作为中心静脉导管留置的首选。

3.股静脉置管

（1）优点：易定位,穿刺方法也易掌握,较安全,可用于颈部大手术、严重肺部疾患、气管切开的患者。

（2）缺点：就穿刺部位而言,股静脉置管感染发生率最高,与颈胸部相比,股静脉穿刺置管更易感染,主要原因是股静脉穿刺点靠近会阴部,腹股沟皮肤潮湿,细菌易于繁衍,且容易受到大小便的直接污染。另外,若患者过度肥胖,下肢关节病变、畸形,不能做外展动作时,最好不要选择股静脉置管。

八、置管操作

1.操作前准备

（1）穿刺前明确适应证，检查患者的凝血功能，对清醒患者告知操作目的及操作过程，取得配合并签署有创操作知情同意书。

（2）用物准备：静脉穿刺套包（包括穿刺针、注射器、导丝、隧道针、留置导管、扩张器、撕脱鞘、手术刀），消毒用品（建议 2％葡萄糖酸氯己定乙醇溶液），一次性使用手术敷料包，无菌手套 ，1mL 注射器，5mL 注射器，20mL 注射器，超声仪（预计穿刺困难时），无菌超声探头保护套（预计穿刺困难时），超声耦合剂（预计穿刺困难时），无菌纱布、透气敷料、盐酸利多卡因注射液（规格：5mL：0.1g）、肝素生理盐水 100mL。

（3）自身准备：规范洗手，戴帽子、口罩，着一次性无菌隔离衣。

2.操作过程

（1）核对解释：核对患者身份，询问有无大小便，有无乙醇、碘及胶带过敏史。

（2）选择穿刺点：常用的穿刺部位有锁骨下静脉、颈内静脉和股静脉。

（3）用 75％乙醇棉球，以穿刺点为中心，从内向外，以直径 20cm 环形消毒皮肤 3 遍，自然待干；然后用 2％葡萄糖酸氯己定乙醇棉球消毒 3 遍（消毒方法及范围同乙醇棉球消毒），自然待干，以最大的无菌屏障铺巾。将 Seldinger 穿刺针组件从无菌外包装中取出，检查后按操作顺序摆放，用肝素钠生理盐水预冲导管及配件，并检查导管完整性。

（4）用盐酸利多卡因注射液在预穿刺处行局部浸润麻醉，确定针头不在血管内，方可推注利多卡因，用局部麻醉针试穿以确定穿刺深度及进针方向。

(5)手持穿刺针沿试穿刺方向进行穿刺,穿刺针斜面朝上,见到回血,注意观察回血颜色、压力等情况,确保穿刺针进入颈内静脉。

(6)递送 J 形引导钢丝进入静脉内,深度为 25～30cm,递送过程中注意观察患者心律情况(导丝误入心脏会引起心律失常)。

(7)沿 J 形引导钢丝撤出穿刺针,避免导丝位移,检查导丝深度,保证导丝在血管中。

(8)如留置导管直径较粗,为防止留置困难,可用扩皮刀片沿导丝上方扩开穿刺口皮肤少许,避免累及静脉,避免切割到导丝。

(9)将扩张器沿导丝一并送入血管,注意沿着血管走行边旋转边用力持续向前推进,避免导丝弯曲,使扩张器进入血管内。

(10)将扩张器从血管内撤出,避免将导丝带出或使其位移,并注意适当按压止血。沿 J 形引导钢丝置入深静脉导管至一定深度(锁骨上静脉:左侧不宜超过 15cm,右侧不宜超过 12cm,以能进入上腔静脉为宜。颈内静脉:不超过 15cm。股静脉:可适当深入)。操作过程中动作轻柔,保证导丝尾端在留置导管外,并由术者拿持,需防止导丝打折或明显移动甚至脱出。同时密切观察心电监护的心律变化及患者神志改变。退出引导钢丝,保证深静脉置管不发生位移。抽回血证实导管在静脉中后,立即用肝素生理盐水脉冲式冲管,冲管完毕后夹闭管路,并拧上肝素帽。

(11)用无菌透明敷贴固定导管,标注置管名称及置管日期。

3.操作后处理

(1)再次查对,做好导管相关知识宣教。

(2)整理用物。

(3)脱手套,洗手。

(4)定位确定:通过 X 线检查确定导管尖端位置并记录检查结果。

(5)观察记录:置管过程及置管深度。

九、中心静脉导管维护操作

1. 操作前准备

(1)用物准备:一次性中心静脉置管换药包,输液接头,生理盐水 10mL,20mL 注射器,透明敷料(规格 10cm×12cm),检查手套,锐器盒,管道标识,注射盘,污物桶,速干手消毒液。

(2)自身准备:规范洗手、戴口罩。

2. 操作过程

(1)核对患者身份,评估患者的意识、病情、活动能力及合作程度。

(2)解释操作目的,并将患者安置于合适体位。

(3)暴露穿刺部位,揭开固定输液接头胶带,查看导管置管深度,观察导管口周围皮肤及敷料情况。

(4)戴检查手套,以 0°或 180°撕除敷料(从远心端向近心端),注意勿将导管拔出体外。

(5)观察导管穿刺处有无红肿、疼痛、渗血和渗液等。

(6)脱去手套,用速干手消毒液洗手。

(7)戴无菌手套,一手提起导管,另一手持第 1 个 75% 乙醇棉棒,避开穿刺点及以其为圆心直径 1cm 范围,顺时针去脂、消毒;然后持取第 2 个乙醇棉棒,避开穿刺点及以其为圆心直径 1cm 范围,逆时针去脂、消毒;再持第 3 个乙醇棉球棒,消毒方法同第 1 个。消毒范围必须大于透明敷料面积。

(8)持第 1 个 2% 葡萄糖酸氯己定乙醇棉棒,以穿刺点为中心,顺时针消毒皮肤;然后持第 2 个 2% 葡萄糖酸氯己定乙醇棉棒逆时针消毒皮肤;消毒方法同第 1 个 2% 葡萄糖酸氯己定乙醇棉棒。消毒范围必须大于透明敷料面积。

(9)持第 3 个 2% 葡萄糖酸氯己定乙醇棉棒,消毒导管及固定翼,待干。

(10)充分干燥后,将透明敷料中心对准穿刺点,放置后先捏牢导管,做好"塑形",抚平整块敷贴,排出残留空气,无张力粘贴透明敷料。

(11)撕掉敷料边框,注意边撕边按压固定敷料。

(12)固定导管:外露导管处用胶布交叉固定,防止导管滑脱、受压或扭曲;固定部位避开凹陷处。

(13)卸下旧输液接头,用 75%乙醇棉片消毒导管接头外壁,快速旋转消毒至少 15s。

(14)用 20mL 注射器抽回血,见回血后用 5~10mL 生理盐水以脉冲方法冲洗导管。

(15)冲管毕,更换输液接头,正压封管。

(16)贴管道标识,注明置管时间及透明敷料需更换时间。

3.操作后处理

(1)安置患者于舒适体位,做好导管相关知识宣教。

(2)整理床单位,垃圾分类处理。

(3)脱手套,洗手。

(4)记录患者置管处及周边皮肤情况、导管留置在体内的长度。

十、中心静脉导管使用期限

感染的发生与导管置入时间呈正相关,导管留置时间越长,发生感染的风险就越高。美国静脉输液护理学会建议中心静脉导管保留时间为 48h 至 4 周。《静脉治疗专科护理手册》提出中心静脉导管保留时间不超过一个月。部分中心静脉导管品牌(如广东百合爱贝儿中心静脉导管,美国爱诺中心静脉导管)说明书指出中心静脉导管使用不能超过 30 天,应监测静脉导管留置情况,根据患者病情、导管类型、留置时间、并发症等因素进行评估,尽早拔除。不推荐定期更换中心静脉或动脉导管(证据等级:Ⅰ):不推荐常规更换中心静脉导管。

即使美国爱诺中心静脉导管说明书指出中心静脉导管使用不能超过30天,但有研究表明对于治疗期较长且经济负担较重的患者,应尽量延长中心静脉留置时间,只要导管留置期间无并发症就不必换管。若置管1个月后,无明显感染征象,要做针眼处及管液的细菌培养,若有细菌产生应立即拔出导管。《静脉输液治疗专科护士培训教材》提出,中心静脉导管留置时间不明确,应严密监测感染等各项指标。

血液透析导管留置时间为70~348天,平均225天,对于治疗期较长且经济负担重的患者,需尽量延长深静脉留置时间,只要导管留置期间无并发症,不影响留置,不必换管。

十一、中心静脉导管拔管

在治疗结束、出现导管相关性血流感染或其他并发症时,应遵医嘱拔除中心静脉导管。

1.操作前准备

(1)物品准备:乳胶手套、75%乙醇棉球、2%葡萄糖酸氯己定乙醇棉球、无菌纱布、拆包包(导管培养时)、优力舒弹力绷带。

(2)自身准备:洗手,戴口罩、帽子。

2.操作步骤

(1)携用物至患者床边。

(2)核对并确认拔管医嘱,核对患者身份。

(3)向患者解释拔管原因及操作过程,教会患者Valsalva动作(深吸气后屏气,再用力做呼气动作),取得配合。

(4)询问有无乙醇、碘过敏史。

(5)评估穿刺点周围皮肤情况,导管留置时间及导管置入的原始长度。

(6)安置患者于头低仰卧位或仰卧位,使导管出口部位低于患者心脏水平。①颈内/外,锁骨下静脉置管患者的头转向置管对侧。②股静脉置管侧下肢外展。

(7)戴检查手套,从导管的远心端向近心端撕除敷贴。

(8)用 75%乙醇棉球,2%葡萄糖酸氯己定乙醇棉球各消毒皮肤 3 遍,消毒的直径至少 15cm×15cm,自然待干。

(9)有缝线固定的先拆线。

(10)用拇指与示指捏持导管,适度用力缓慢拔出,每次向外拔出 1~2cm 后,将两指前移至靠近穿刺点导管处,再向外拔,如果遇到阻力,不可强行拔除。

(11)在导管剩余 5~10cm 时嘱患者行 Valsalva 动作,在患者屏气时将导管全部拔出。立即用纱布压迫穿刺点来止血,以防空气栓塞,同时嘱患者正常呼吸。

(12)在纱布止血处给予弹力绷带加压按压 24h。

(13)检查导管完整性及刻度是否正确,若导管完整无误,弃入黄色医疗垃圾袋(若导管不完整,应让患者严格制动,并立即通知医生,监测患者生命体征,必要时通知外科医生或介入科进行处理)。

3.操作后处理

(1)观察患者拔管后情况,做好相关健康教育。

(2)整理用物。

(3)记录穿刺点情况,患者的反应和出血量,拔管的日期和时间。

十二、中心静脉导管置管常见并发症和处理

1.穿刺部位出血,血肿形成

(1)原因:穿刺过程不顺利、反复穿刺造成静脉损伤;损伤穿刺

路径上的血管;扩皮时扩皮器置入太深,将深静脉管壁一并扩张损伤。

(2)预防及处理:①熟练掌握颈内静脉、锁骨下静脉、股静脉所在位置的解剖关系。②如条件许可,可在B超引导下行中心静脉置管。③穿刺时严格按照操作规范进行,避免反复穿刺损伤血管,扩皮时可用扩皮刀片沿导丝上方扩开穿刺口皮肤少许,避免累及静脉,扩皮置管后及时按压扩皮处,至扩皮处未见出血为止。④如已出现血肿,需要用力压迫穿刺部位稍内侧,而不是直接压迫穿刺部位。必要时可使用局部止血药物,同时密切观察血肿是否增大。对于锁骨下静脉置管引起的血肿,还要观察患者有无胸闷、心慌、呼吸困难等症状,拍胸片查看有无胸腔积液、气情况,并对症处理。

2.导管相关性感染

导管相关性感染(CVC-RI)是指介入诊疗过程中使用的中心静脉导管,由于消毒不严或一次性导管反复使用等,患者出现全身或局部感染性病变的统称。

(1)原因:①导管留置的位置不正确或留置时间过长;②穿刺点覆盖的无菌敷料的选择与更换不合理;③导管口处的皮肤未彻底消毒;④配液过程中输入用药受到污染;⑤导管的连接装置未彻底消毒。

(2)预防及处理:①中心静脉置管最常用的置管位置为颈内静脉、锁骨下静脉与股静脉。其中锁骨下静脉置管的感染率最低,可能与锁骨下静脉部位的皮肤褶皱较少,皮脂分泌少,固定与换药方便,不易污染等有关。②CVC-RI与导管的留置时间呈正比关系,即导管的置管时间越长,出现感染的概率越高。有研究表明,CVC置管时间以少于7天为宜。导管留置时间越长,感染的发生率越高。留置时间过长(超过4周),导管周围大量细菌的繁殖可引起菌血症甚至败血症。③预防中心静脉导管发生相关性血流感染应系统性护理干预。具体内容包括:严格遵守无菌操作原则,穿刺人员及护理人员均要彻底洗手并消毒,穿刺人员穿好无菌手术衣,戴好口罩、帽子及无菌手套。穿刺点以锁骨下静脉为首选,尽可能避免从股静脉进行穿刺。确保护理人员及穿刺人员无任何呼吸道等其他感染,避免对患者造成传染。更换敷料护理必须严格遵守无菌操作原则。评估导管置入深度,穿刺点及周围皮肤的完整性。首选氯己定皮肤消毒,消毒范围达 15cm×15cm 以上(消毒范围大于透明敷贴面积),无菌敷贴中心对准穿刺点,无张力粘贴。每日评估导管,尽早拔管。还应加强业务培训,对护理人员要定期开展技能培训及感染课程,由经验丰富的护理人员亲自示范传授置管前后的无菌操作和感染护理知识。④感染病灶的存在是导致置管感染的重要因素。当患者抵抗力处于低下状态时,置入静脉导管并长时间地开放静脉通道,易引起病菌侵入血液循环甚至引起全身感染的发生。据研究,对深静脉留置导管进行分段病原菌培养发现,插入周围皮肤阳性率高于皮下段导管尖端。女性及儿童患者高于男性及成年患者。局部皮肤的消毒及换药很重要,同时观察有无分泌物、皮肤炎症以确定是否有感染等征象存在。遵循无菌操作原则,无菌透明敷料至少每5~7天更换1次,纱布敷料至少48h更换1次;若穿刺部位发生渗血、渗液,以及敷贴发生卷边、松动、潮湿、污染、完整性受损时,应立即更换。⑤如导管感染,应及时拔除并做导管头培养及血培养,抗生素抗感染。

3.气胸、血胸

(1)原因:中心静脉导管误伤胸膜或误入胸腔,临床不多见。如果穿刺过程中回抽到大量气泡,应怀疑胸膜损伤。若同时损伤动脉,则要高度警惕气胸、血胸。

(2)预防及处理:中心静脉导管穿刺引起气胸、血胸,多见于锁骨下静脉置管。临床上可采用实时超声引导静脉穿刺置管以减少气胸、血胸的发生。穿刺置管后,回抽见血以确定中心静脉导管在血管内,行 X 胸片以确认导管头端位置在上腔静脉。中心静脉置管后患者出现呼吸困难,首先考虑是否出现气胸和血胸,可行胸腔穿刺抽出气体或血液。明确诊断后,应立即拔除导管,行胸腔闭式引流。

4.中心静脉导管堵塞

(1)原因:①输注高价营养液时,输入的脂类阳离子复合物遗留导管;②导管冲洗不彻底或封管方法不正确,导管尖端血液凝固,形成血栓;③输液完毕后未及时冲管,导致血液反流,使导管尖端小血栓形成;④配伍禁忌药物同一腔同时使用,导致沉淀物;⑤反复穿刺使导管壁不可避免地对深静脉产生局部机械性刺激,引起局部血管内膜反应性炎症,损伤血管内皮,诱发血栓。

(2)预防及处理:①在B超引导下置管,避免反复穿刺。②置管时间越长,堵管的可能性越大。应每日评估导管留置必要性,尽早拔管。③每次输液前回抽血液,了解导管通畅程度。④堵管最常见的原因是导管尖端的小血栓形成,防止血液反流可预防导管内血栓形成。⑤输液时速度不要太慢,一般以每分钟 40～60 滴为宜。有研究认为输液速度过慢会使导管内压力低于静脉压,血液发生反流,凝血过程被激活,加上导管内缺乏纤溶物质,最终在导管形成小的血栓。⑥患者下床活动或外出检查,输液瓶内液体平面不能太低。咳嗽、吸痰刺激和烦躁等均可使患者静脉压增高,血液回流到导管内,甚至回到三通和延长管内,此时应将回流的血液及时冲入血管内。⑦在推注不同药物之间用生理盐水充分冲管,以防药物配伍禁忌导致沉淀物而堵塞;输注高价营养液、血液制品时,应每 4 小时给予生理盐水 10～20mL 冲洗。重症患者维持药物持续使用时,应每 8 小时给予生理盐水 10～20mL 冲洗(血管活性药物维持除外)。冲管时使用脉压式冲管,封管时使用正压封管。对于配伍禁忌药物同一腔同时使用导致沉淀物而堵塞的中心静脉导管,应及时拔除。由于未按时或及时冲管引起的中心静脉导管堵管,可以用 5000～10000U·mL^{-1}尿激酶溶栓。

5.空气栓塞

(1)原因：①输液装置连接不够紧密，装置脱落；②血液滤过透析等操作不当。

(2)预防及处理：中心静脉在吸气时常呈负压状态，在穿刺置管过程中应嘱患者避免深呼吸和咳嗽。当导管直接插入中心静脉后，如液体滴完容易造成空气栓塞，因此输液管必须有一段低于床沿水平以确保安全。输液装置连接必须紧密，以防脱落后造成空气栓塞。在更换接头、注射器或进行插管时，均应嘱患者呼气或处于呼气后的屏气状态下，迅速交换接头或插入导管，以免吸入空气。输液结束前应及时更换液体或及时封管。血液滤过透析等操作应当由专业资质人员操作，操作期间不能关闭空气报警装置。一旦空气进入人体，应当立即停止操作或输液，更换输液器或排空输液器内残余空气，将患者置左侧卧位和头低脚高位，密切观察患者病情变化，病情危重时配合医生积极抢救，认真记录护理病情变化及抢救经过。

6.中心静脉导管滑脱

(1)原因：①贴膜固定不牢固。尤其是夏季，患者汗多，贴膜透气性差，致使贴膜周边易起皱，不能很好地固定导管；或者是患者卧位习惯因素，尤其颈内静脉置管时，患者头颈部活动过大，使得贴膜周边起皱固定不好，增加了导管脱出的危险及导管相关性感染的风险。②患者自身疼痛与不适是造成意外拔管的重要原因。中心静脉置管患者多数病情危重或动过大手术，各种管路多，这降低了患者舒适度，导致患者心情烦躁。患者易在夜间舒适度尤其低的时候自行拔管。③术后监护病房住院多日且有谵妄倾向的患者会自行拔管。

(2)预防及处理：①固定导管的贴膜采用透气性好的敷料，可以有效减轻贴膜周边起皱。②固定导管时，留在体外的导管呈S形或者弧形固定，以利于导管受外力牵拉时有一定余地。也可以用绵柔胶布、丝绸胶布等行远端加固。③责任护士要做好健康宣教,及时与患者及其家属沟通,指导患者合理活动,减少对中心静脉导管的刺激。尤其患者烦躁、用力咳嗽时,可以用手压住穿刺部位,减轻压力,减少堵管的可能性。患者家属发现患者情绪不良,应及时向医生、护士汇报以便及时解决。尤其是在后半夜陪护家属很累,患者很烦躁的高危时段,护士应加强巡视,有针对性地与患者及其家属解释、沟通,必要时使用约束带固定,定时检查约束部位颜色、血运、完整性,并做好床头交接班。④对于监护病房的谵妄患者,医生可根据患者病情给予适当的镇静及各项约束工具的使用。护士实时观察患者谵妄情况,做好交接班。

 案例

【病历】

患者,男,51岁,因颅脑外伤收住入院。医嘱给予甘露醇降颅内压,去甲肾上腺素稳定血压等治疗,医生在B超下行右颈内静脉置管,置管深度15cm,置管后经胸片确认位置予上腔静脉,输液通畅。患者神志不清,躁动且多汗。右颈内静脉置管2h后,发现敷贴卷边并给予及时更换。当日多次发现敷贴卷边并给予及时更换。

【提问1】

中心静脉置管敷贴频繁卷边的原因是什么? 有什么方法可以改善?

答:深静脉置管后及换药后都采取透明敷贴常规方法固定,未对导管远端进行加强固定;患者出汗、擦浴等均易导致透明敷贴潮湿,增加更换次数;长期留置易被机械牵拉,导致导管意外脱出。例如,通过中心静脉导管用药或患者活动等牵拉中心静脉导管时,主要受力点在透明敷贴敷盖住的中心静脉导管部分与未敷盖住的中心静脉导管部分交界处,所以在此处加强固定可减少卷边、松脱的机会。

对此患者导管远端进行棉柔胶布加强固定(图 3-5),可降低导管脱管率,也可减少换药次数。

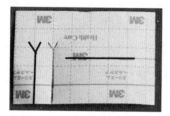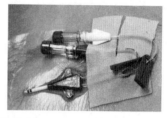

图 3-5　深静脉置管胶布加强固定

【提问 2】

除了用棉柔胶布对导管远端进行加强固定外,还可以用什么材料进行加固?

答:还可以用丝绸胶布对导管远端进行加强固定:置管成功后先采用透明敷贴常规固定,再如图 3-6 所示增加一条丝绸胶布加强固定,可有效降低脱管率及更换次数,延长置管时间。

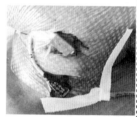

图 3-6　深静脉置管丝绸
胶布加强固定

第四节　经外周静脉穿刺的中心静脉导管

1929 年,德国外科医师福斯曼(Forssmann)从自己前臂肘窝置入 4Fr 的输尿管到上腔静脉,成为历史上第一个使用 PICC 的人。20 世纪 70 年代,PICC 以良好的材质重新被引入临床使用。20 世纪 80 年代,PICC 在国外被用于新生儿重症监护病房(NICC)和需要中长期输液治疗的家庭护理患者。PICC 在 1997 年被引进中国,近 10 年在肿瘤化疗和刺激性药物输注、静脉营养治疗、长期静脉输液患者中得到广泛应用。

一、定义

经外周静脉穿刺的中心静脉导管（PICC）即经外周静脉穿刺置入中心静脉的导管。因其能为患者提供安全、方便、有效的静脉给药通路而被广泛用于临床。PICC 需由专职护士进行置入。通常选择患者上臂贵要静脉、肱静脉、头静脉、正中静脉进行穿刺，将导管尖端放置于上腔静脉中下段或上腔静脉与右心房的上壁交界连接点（CAJ）。

二、PICC 的类型

1. 前端开口式导管（图 3-7）

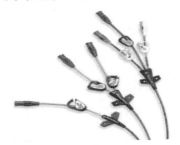

图 3-7 耐高压导管

2. 前端闭合式导管（图 3-8 和图 3-9）

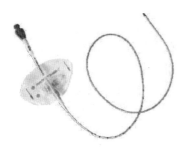

图 3-8 三向瓣膜式导管

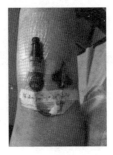

图 3-9 solo 导管

三、PICC 置管的优点

(1)减少了频繁静脉穿刺给患者带来的痛苦。

(2)PICC 留置时间可长达一年,能为患者提供中期至长期的静脉输液治疗,能满足肿瘤患者常规化疗疗程的需要。

(3)导管不易脱出,稳定性好,液体流速不受患者体位的影响,输液时极大地方便了患者的活动。

(4)避免刺激性药物对患者血管的损伤,保护患者外周静脉。

(5)杜绝和避免化疗药物的外渗和对局部组织的刺激,减少患者的痛苦,控制医疗风险,杜绝这类医疗事故的发生。

(6)PICC 置管比中心静脉导管置管的危险性要低,避免颈部和胸部穿刺引起的严重并发症,如气胸、血胸。

(7)感染的发生率较 CVC 低,感染的发生率小于 3%。

(8)解决患者外周血管条件差的输液难题。

四、PICC 置管的适应证

PICC 置管的适应证包括:①需要长期静脉输液的患者;②缺乏外周静脉通路倾向的患者;③有锁骨下或颈内静脉插管禁忌证的患者;④输注刺激性药物,如化疗药物等患者;⑤输注高渗性或黏稠性液体,如肠外营养、脂肪乳等的患者;⑥需反复输血或血液制品的患者;⑦家庭病床的患者。

五、PICC 置管的禁忌证

PICC 置管的禁忌证包括:①无合适的穿刺置管血管;②上腔静脉压迫综合征;③穿刺部位有感染或损伤;④有锁骨下静脉狭窄的检查记录;⑤置管途径有外伤史、血管外科手术史、放射治疗史、静脉血栓形成史;⑥接受乳腺癌根治术和腋下淋巴结清扫的术后患侧上肢;⑦确诊或疑似导管相关性感染;⑧起搏器同侧。

六、PICC 置管前的准备工作

1.患者准备

清洁双臂,有条件者沐浴,穿圆领短袖(或无袖)内衣。

2.病区护士准备

预约置管时间,填写置管前评估单。准备《经外周穿刺的中心静脉置管(PICC)知情同意书》《单价 200 元以上医用材料使用告知书》《有创操作前后评估单》、利多卡因、生理盐水、PICC 定位片等用物。

3.PICC 专科护士准备

(1)接到病区置管会诊单后,查看患者相关病史、化验单及检查单,对无置管禁忌证的患者告知具体置管时间。

(2)置管前对患者和(或)家属进行宣教,告知 PICC 导管相关知识、注意事项及置管风险,询问既往病史,评估患者全身及局部情况。

(3)签署知情同意书。

4.置管前评估内容

(1)全身情况:一般病史、意识、生命体征、既往史、化验单(血常规、凝血功能、输血前检查等)、置管史、胸部 CT 等。

(2)局部情况:穿刺侧肢体有无肿胀、有无外伤骨折、有无静脉血栓史、血管手术史。穿刺部位皮肤的完整性、有无感染等。

七、PICC 置管健康宣教内容

1.PICC 置管侧手臂可进行的日常活动和工作

可进行常规手臂弯曲伸展等(图 3-10)。

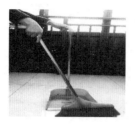
扫地

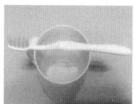
刷牙

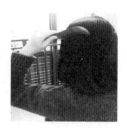
梳头

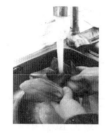
洗菜

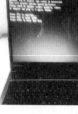
上网

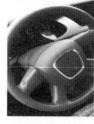
开车
（避免长途）

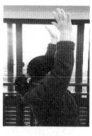
举手
（避免频繁大幅度旋转）

图 3-10　置管侧手臂可进行的日常活动和工作

2. PICC 置管侧手臂不能做的活动

（1）忌大幅度手臂活动、使劲、拎重物（图 3-11）。

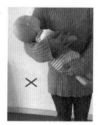
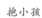
抱小孩

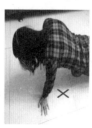
俯卧撑

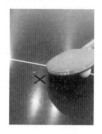
打乒乓球
（幅度大的手臂活动）

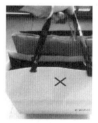
拎重物
（大于 5kg）

图 3-11　置管侧手臂不能做的活动

（2）须避免的器械活动（图 3-12）。

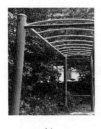 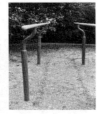 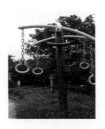 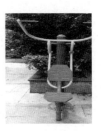

云梯　　　　　　双杠　　　　　拉杆吊环　　　　　健骑机

图 3-12　置管侧手臂须避免的器械活动

（3）避免的睡姿（图 3-13）。

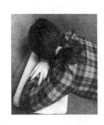 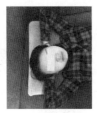 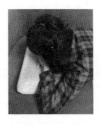 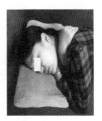

图 3-13　应避免的睡姿

（4）下蹲拾物指导：需先下蹲，再拾物，如图 3-14；避免低头弯腰动作，如图 3-15。

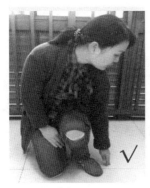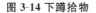 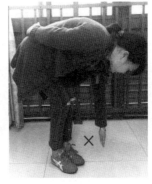

图 3-14 下蹲拾物　　　　图 3-15　低头弯腰拾物

3. 捏球指导

穿刺点愈合后应适当进行穿刺侧手臂活动，如多做握拳、松拳运动,可行300~500次/天,分3~5组进行,增加血液循环,避免血栓并发症的发生(图3-16)。

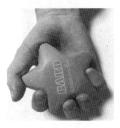
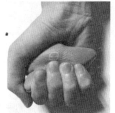

图 3-16　捏球运动

4.保护指导

(1)取长筒丝袜一段(大腿部分)或网套套于置管侧手臂(图3-17)。

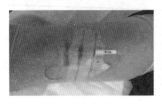
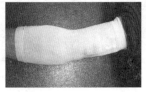

图 3-17　置管侧手臂保护

(2)可以将衣服的袖子内侧开口、装拉链或者纽扣以方便使用和观察(图3-18)。

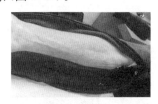
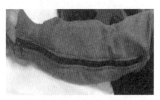

图 3-18　置管侧袖子开口

5.穿衣指导

先穿置管侧衣袖,后脱置管侧衣袖,衣袖宽松不宜过紧,注意不要将导管勾出或拔出。

6.洗澡指导

置管期间不可盆浴、桑拿、游泳(图3-19),可以擦身、淋浴(图3-20)。

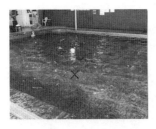
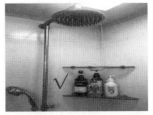

图 3-19　游泳　　　　图 3-20　淋浴

7.淋浴指导

先做好置管侧手臂防护,淋浴时注意手臂上举,避免水淋到穿刺部位。淋浴后检查贴膜下有无进水,如有进水及时请护士更换敷贴。介绍两种防护方法:

(1)保鲜膜法:置管处保鲜膜绕2～3圈,然后用干毛巾包裹,毛巾外再用保鲜膜绕2～3圈,上下边缘用胶布封闭(图 3-21)。

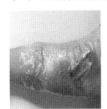
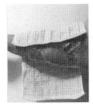
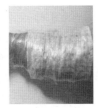
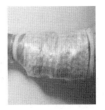

图 3-21　保鲜膜法

(2)专用防水袖套法:根据手臂粗细选择大中小号,先套上丝质保护套,将穿刺部位放置于中心,再套上硅胶套,弯肘排气,保持硅胶套与皮肤紧密贴合(图 3-22)。

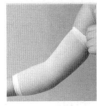
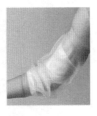
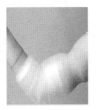
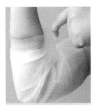

1.套上丝质保护套　2.套上硅胶套　3.弯肘使气体鼓起　4.拉开小口排气

图 3-22　防水袖套法

八、PICC 置管的流程

(一)操作目的

(1)提供中长期的静脉治疗。

(2)减少长期静脉治疗和高渗静脉输液或有刺激性的液体对血管壁的损伤,以保护患者的外周静脉,达到安全治疗的目的。

(3)减少患者频繁静脉穿刺的痛苦。

(二)适用范围

宜用于中长期静脉治疗,可用于任何性质的药物输注,不应用于高压注射泵注射造影剂和血流动力学监测(耐高压导管除外)。

(三)用物准备

PICC 穿刺包、三向瓣膜式 PICC 套件、赛丁格穿刺套件、无菌超声探头保护套、皮肤消毒剂[宜使用:2%葡萄糖酸氯己定乙醇溶液(2 个月龄以下的婴儿慎用),或有效碘浓度不低于 0.5%的碘伏,或 2%碘酊溶液和 75%乙醇溶液]、生理盐水 100mL、2%利多卡因溶液、1mL 注射器、20mL 注射器、无针输液接头、皮尺、速干手消毒液、锐器盒、B 超机(图 3-23)。

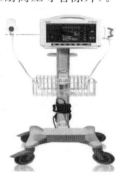

图 3-23　B 超机

(四)操作步骤

1. 操作前准备

(1)患者评估及教育:①核对并确认置管医嘱,查看相关化验、检查报告。②确认已签署的置管知情同意书。③评估双上臂皮肤情况及静脉条件,选择上臂中段位置作为穿刺部位,首选贵要静脉(图 3-24),次选肱静脉,

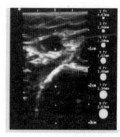

贵要静脉

图 3-24　B 超显示的贵要静脉

第三选择头静脉。④心理支持。

(2)环境准备:①环境清洁,光线充足。②保证患者舒适,安全。

(3)自身准备:着装整洁,规范洗手,戴帽子、口罩。

(4)用物准备,质量检查。

2.超声引导联合改良赛丁格技术置管

(1)核对解释:①核对患者身份。②告知患者操作目的及操作过程,取得配合。③询问大小便。④询问有无乙醇、碘、胶带过敏史。

(2)安置体位:①协助患者取舒适体位,手臂外展与躯干成90°,暴露穿刺区域。②患者可戴口罩、帽子。③手臂下方垫一块治疗巾。

(3)选择穿刺点及导管:①穿刺点选择。②根据患者的静脉条件,满足治疗前提下,选择较细、较短的导管。③定位。

(4)测量记录:①用上腔静脉测量法确定预置管长度。从预穿刺点沿静脉走向测量至右胸锁关节,再向下至第3肋间(图3-25)。②测量置管侧上臂臂围(图3-26):尺骨鹰嘴上方10cm处(患儿5cm)。③记录。

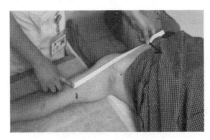
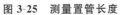

图 3-25 测量置管长度

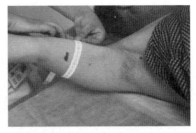

图 3-26 测量上臂臂围

(5)消毒:①用速干手消毒液洗手,打开PICC无菌包,准备消毒物品。②戴无菌手套。③用75%乙醇棉球以穿刺点为中心,从内向外,直径≥20cm,环形消毒皮肤3遍,自然待干(图3-27),然后用2%葡萄糖酸氯己定乙醇、有效碘浓度不低于0.5%的碘伏或2%碘酊棉球消毒3遍(消毒方法及范围同乙醇),自然待干(图3-28)。④手臂下铺一条无菌治疗巾,将无菌止血带放至上臂下方。⑤脱无菌手套并丢弃。

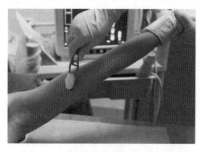

图3-27　用75%乙醇棉球消毒

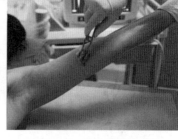

图3-28　用碘伏棉球消毒

(6)穿刺:①穿无菌手术衣,戴第二副无菌手套,铺无菌巾及洞巾,建立最大化无菌屏障(图3-29)。让助手将所需一些无菌物品"打入"无菌区,分别用注射器抽取生理盐水、利多卡因溶液。②打开PICC穿刺包,用生理盐水预冲导管及配件,轻柔地揉搓导管瓣膜口,将导管浸泡于生理盐水中(图3-30),检查导管完整性。③将改良赛丁格穿刺针组件从无菌外包装中取出,检查后按操作顺序摆放。④在助手协助下,将已涂抹耦合剂的超声探头装入无菌保护套内,确保探头与保护套之间无气泡,放入无菌区。⑤在预穿刺点上方10cm处扎止血带,嘱患者握拳,使静脉充盈。⑥在超声显示屏上找到预穿刺的血管,定位。⑦用2%利多卡因溶液在预穿刺处行局部浸润麻醉,确定针头不在血管内方可推注利多卡因(图3-31)。⑧用左手固定超声探头,探头垂直于血管;右手持穿刺针进行穿刺(图3-32),穿刺针斜面朝上,注意观察回血(良好的回血均匀往外一滴滴冒出),确保穿刺针进入血管。⑨松开持超声探头的左手,固定穿刺针,右手均匀递送导丝进入静脉内,直至体外导丝保留10~15cm,松开止血带(图3-33)。导丝避免过深,不可超过腋静脉。⑩沿导丝撤出穿刺针(避免带出导丝),将导丝留在血管中,注意安全(图3-34)。⑪用扩皮刀片沿导丝上方扩开穿刺口皮肤少许,避免扩皮刀片锋利面对着导丝方向进行扩皮,避免累及静脉,避免切割到导丝(图3-35)。⑫沿导丝将微插管鞘一并送入血管,注意沿着血管走行,边旋转边用力持续向前推进,使微插管鞘完全进入血管内,避免用力过大(图3-36)。⑬左手轻压插管鞘末端上方的静脉止血,大拇指固定插管鞘;右手拧开插管鞘上的锁扣,分离扩张器与插管鞘,将导丝及扩张器一起从血管内撤出,检查导丝完整性,避免将插管鞘带出(图3-37)。

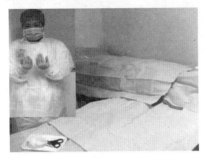

图3-29 建立最大化无菌区

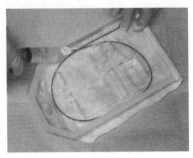

图3-30 预冲导管

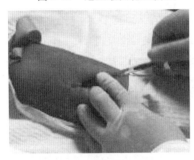

图3-31 局部浸润麻醉

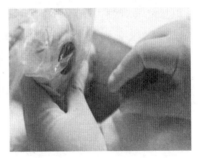

图3-32 穿刺

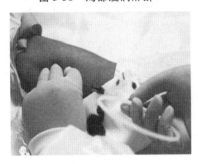

图3-33 送导丝

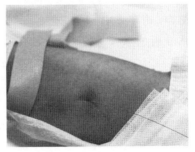

图3-34 撤出穿刺针

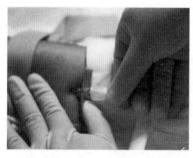

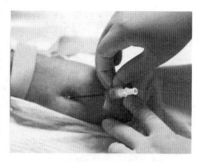

图 3-35　扩皮 图 3-36　送微插管鞘

（7）送管：①在穿刺鞘下方垫一块无菌纱布，将导管自插管鞘内缓慢、匀速、轻柔地送入静脉至所需刻度（图 3-38），退出外鞘。当导管送入 10cm 时，嘱患者头转向穿刺侧，下颌靠近穿刺侧锁骨，待导管置入到所需刻度后再将头部位置还原。如遇阻力，不可强行送管。②抽回血（图 3-39），见回血后立即脉冲式冲管。助手用超声探头检查颈部静脉以排除导管颈内静脉异位的可能。③分离导管和支撑导丝的金属柄，缓慢平直地撤出支撑导丝，再撤出插管鞘（图 3-40）。动作轻柔，避免损坏导管和导丝。④修剪导管：清洁导管上血渍，在穿刺点刻度外（至少 5cm 处）垂直剪管，不要剪出斜面或毛渣；导管最后 1cm 一定要剪掉，否则导管与连接器固定不牢。将导管与连接器进行连接，并做牵拉试验，确保连接紧密（图 3-41）。先将减压套筒安装到导管上；再将连接器翼形部分的金属柄与导管相接，注意一定要推进到底，导管不能起褶；然后沿直线将翼形部分的倒钩与减压套筒上的沟槽对齐锁定。⑤预冲无针输液接头，并将其与导管相连接（图 3-42）。⑥用 20mL 生理盐水进行脉冲式冲管和正压封管（图 3-43）。

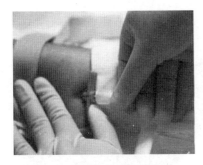

图 3-37 撤导丝及扩张器图

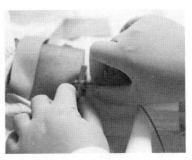

图 3-38 送管

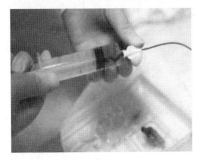

图 3-39 抽回血

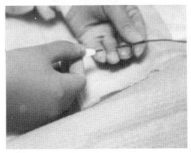

图 3-40 撤出支撑导丝

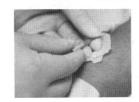 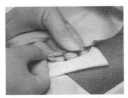 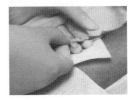

图 3-41 将导管与连接器进行连接

（8）固定：①清除穿刺点的血迹。②在穿刺点上方放置无菌小纱布，用无菌透明贴膜固定导管（图 3-44）。③嘱患者纱布处按压局部 5～10min。根据需要，可在无菌透明贴膜外用弹力绷带加压固定。④协助患者活动手臂。

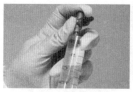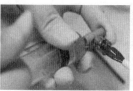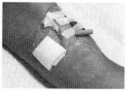

图 3-42　预冲无针输液接头　　图 3-43　冲封管　　图 3-44　固定导管

3.超声引导联合腔内心电定位技术置管

腔内心电定位技术是指在 PICC 置管过程中,用电极经上腔静脉探入近心端,拾取心房 P 波,根据 P 波的特征性变化指导导管尖端定位的方法。原理:PICC 支撑导丝前端位于距导管尖端约 5mm 的管腔内,由于导丝和血液的电解质具有导电性,所以以导丝作为探测电极可导出腔内心电图。P 波是心房除极波,其形态和振幅与导管尖端所处的血管部位密切相关。具体操作步骤如下。

(1)采用肢体导联方式,将 3 个心电图电极片分别贴于患者左侧锁骨中线下、右侧锁骨中线下和左侧锁骨中线肋骨下缘的体表皮肤,心电监护仪调至Ⅱ导联,将心电监护仪上的 LA、RA、LL 导联线与患者身上的左侧锁骨中线下、右侧锁骨中线下、左侧锁骨中线肋骨下缘电极片相连,确保 P 波出现,并记录基础心电图(图 3-45)。

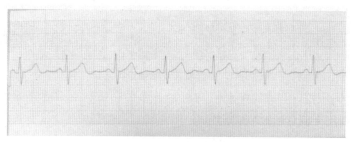

图 3-45　基础心电图

(2)同超声引导下改良赛丁格技术,做好核对解释、体位安置、穿刺点及导管选择、测量记录、穿刺工作。

(3)送管过程中注意监测 P 波,缓慢送管。当导管送至 20cm 时,将导管末端厄尔接头上连接肝素帽,将 100mL 生理盐水按静脉滴注方式用输液器连接于肝素帽,液体高度 $60\sim100$cm,输液滴速调至每分钟 20 滴,利用重力将生理盐水滴入导管,形成液体回路,用于导出体内心电信号。将无菌双头鳄鱼夹连接线一头夹在输液器的钢针上(图 3-46),另一头鳄鱼夹与 RA 导联线连接(图 3-47)。边送管边观察记录导管尖端在血管不同位置上的心电图波形变化。当三向瓣膜式 PICC 尖端进入上腔静脉以外的静脉时,心电图波形与体表心电图无异;当导管尖端进入上腔静脉时,出现特征性高尖 P波(图 3-48);当 PICC 尖端进入上腔静脉与右心房交界处时,P 波达高峰;当导管尖端进入右心房入口时,可出现双相 P 波(图 3-49);当导管尖端靠近右心室时,可出现倒置 P 波。停止送管,将导管外拉至 P 波显示为正向的最高峰水平位置时,记录导管长度,退鞘,移除输液装置及监测设备,修剪固定导管。

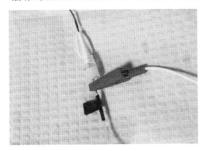

图 3-46　鳄鱼夹与钢针连接

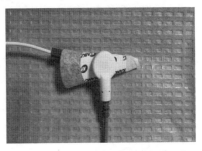

图 3-47　鳄鱼夹与 RA 导联线连接

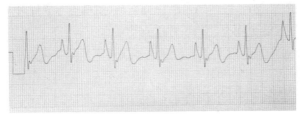

图 3-48　高尖 P 波

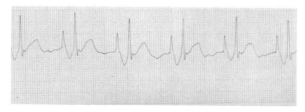

图 3-49　双向 P 波

4.操作后处理

(1)再次查对,做好导管相关知识宣教。

(2)整理用物。

(3)脱手套,洗手。

(4)尖端定位:通过 X 线检查或腔内心电图定位确定导管尖端位置并记录检查结果。

(5)护理记录:填写 PICC 置管资料及长期护理手册。

(五)注意事项

(1)必须有置管的医嘱,置管前应向患者或家属详细说明 PICC 导管的特点、置管和留置过程中可能发生的导管相关性并发症,取得患者或者授权家属的知情同意签字。

(2)置管后第一个 24～48h 需更换敷贴。

(3)硅胶材质的导管不可使用 10mL 以下注射器进行冲封管,不适用于 CT 或 MRI 的高压泵推注造影剂(耐高压导管除外)。

(4)尽量避免在置管侧肢体上臂测量血压。

(5)PICC 留置时间不宜超过 1 年或遵照产品使用说明书。

九、PICC 维护的流程

(一)操作目的

(1)冲洗导管,保持导管通畅,预防堵管。

(2)更换敷料,保护穿刺点,避免污染,固定导管,预防感染。

（3）更换无针输液接头，把潜在感染的危险降到最低。

（二）适用范围

（1）治疗间歇期至少每 7 天冲洗导管一次，同时更换敷贴和无针输液接头。

（2）穿刺点周围局部皮肤异常或固定膜脱落，需要及时更换敷贴。穿刺后第一个 24～48h 必须更换敷贴。

（三）用物准备

PICC 换药包、输液接头、生理盐水 100mL、20mL 注射器、皮尺、速干手消毒液、锐器盒（图 3-50）。

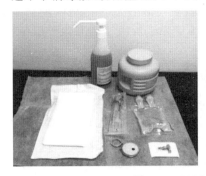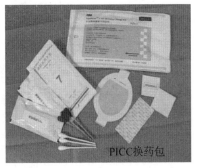

PICC换药包

图 3-50 PICC 维护用物准备

（四）操作步骤

1.操作前准备

（1）自身准备：仪表端庄、规范洗手，戴口罩、帽子。

（2）用物准备：备齐用物，质量检查。

2.操作过程

（1）核对解释：①核对患者身份。②向患者解释目的，取得配合。③询问大小便。④询问有无乙醇、碘、胶带过敏史。

（2）安置体位：①协助患者取舒适体位。②手臂下方垫一块治疗巾。

（3）更换无针输液接头：①速干手消毒液洗手。②打开输液接头的无菌包装，用生理盐水进行预冲（图 3-51）。③戴无菌手套。

④用乙醇棉片消毒接头的横切面及外围至少 20 下,15s 以上,去除残胶(图 3-52)。⑤连接新的输液接头,确保连接紧密。

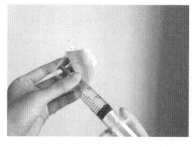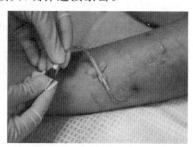

图 3-51　用生理盐水预冲输液接头　　图 3-52　用乙醇棉片消毒接头

(4)冲洗导管:①用脉冲方式冲入生理盐水 10～20mL。②当生理盐水剩余 0.5～1.0mL 时,以边推注边退的方法脱开注射器(图 3-53)。

(5)更换敷贴:①可以 0°或 180°角的原则从导管远心端向近心端撕除敷料(图 3-54)。手不可触及贴膜下覆盖区域。②观察导管置入深度及穿刺处周围皮肤情况,如有异常,对症处理。③再次洗手或者用速干手消毒液洗手。④消毒:先用 75%乙醇棉棒清洁消毒穿刺点周围皮肤至少 2 遍(乙醇棉棒避免接触导管部分),去残胶,用力适中,待干(图 3-55)。再用含 2%葡萄糖酸氯己定乙醇、有效碘浓度不低于 0.5%的碘伏或 2%碘酊棉棒对以穿刺点为中心的皮肤消毒至少 2 遍(消毒范围为 15cm×15cm 以上,以穿刺点为中心由内向外擦拭),用力适中,待干(图 3-56)。然后用第 3 根含 2%葡萄糖酸氯己定乙醇、有效碘浓度不低于 0.5%的碘伏或 2%碘酊棉棒消毒导管及固定翼上下两面(由内到外)。必要时可重复上一步骤。⑤消毒剂自然待干,不可人为吹、扇。⑥以穿刺点为中心贴上新的无菌透明敷贴,无张力粘贴、边撕边框边按压,捏导管突起,抚压整块敷料(图 3-57)。妥善固定导管(U 形固定导管,用一条胶布蝶形交叉固定延长管)(图 3-58)。⑦在敷贴的小标签上注明更换日期、时间,姓名。

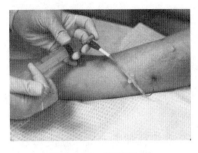

图 3-53 冲洗导管

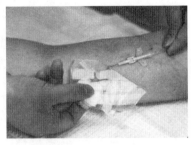

图 3-54 撕除敷贴

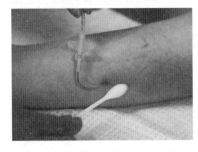

图 3-55 75%乙醇棉棒清洁皮肤

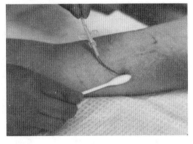

图 3-56 用含 2%葡萄糖酸氯己定
乙醇棉棒消毒皮肤

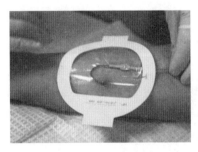

图 3-57 贴透明敷贴

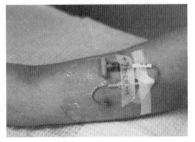

图 3-58 固定导管

3.操作后处理

(1)观察患者更换敷贴后情况,做好导管相关知识宣教。

(2)整理用物。

(3)洗手。

（4）维护手册记录穿刺部位情况、导管深度、敷贴更换时间并签名。

（五）注意事项

（1）用物严格消毒灭菌，严格无菌操作。

（2）无针输液接头如有损坏、有血液或者残留物，因任何原因从原输液装置上取下后，应及时更换。

（3）经输液接头（或接口）进行输液及推注药液前，应使用乙醇棉片（或棉球）多方位擦拭接头（或接口）的横切面及外围至少 20下、15s 以上。

（4）经 PICC 输注药物前宜通过回抽血液来确定导管在静脉内。

（5）给药前后、输血或血液制品、输注肠外营养（PN）、输注不相容液体或药物后及抽回血后宜用生理盐水脉冲式冲管，不能用含有血液和药液混合的盐水冲洗导管，不可用静滴方式代替脉冲方式冲管，连续输液者宜每 12 小时冲管一次。

（6）如推注生理盐水遇阻力或者抽吸无回血时，应进一步确定导管通畅性，不应强行推注。

（7）冲、封管应使用 10mL 及以上注射器或一次性专用冲洗装置，不适用于高压注射泵推注造影剂和血流动力学监测（耐高压导管除外）。

（8）如遇药物与生理盐水不相容时，可使用 5％葡萄糖注射液（或专用液体）冲管，再用生理盐水封管。

（9）应每日观察穿刺点及周围皮肤的完整性，对于纱布敷料的敷贴或纱布敷料与透明敷料一起使用的敷贴，更换间隔时间不应超过 48h。

（10）合理摆放导管的外露部分，避免出现折角，贴敷贴时无张力粘贴。固定翼应固定在贴膜里面，防止导管滑脱。切勿将胶带直接固定于导管体上，以免损伤导管。

(六)操作指引

(1)脉冲方式:有节律地、用力适度地推注射器活塞,轻一下、重一下,使生理盐水产生湍流,将导管管壁冲洗干净。

(2)冲管盐水用量:成人 20mL,儿童 6mL,对特别限制生理盐水用量的患者减半。

(3)正压封管:导管容积加延长管容积 2 倍的生理盐水或肝素生理盐水,边推边退出针头或注射器乳头,达到正压封管。肝素生理盐水浓度可用 $0\sim10U\cdot mL^{-1}$。

十、PICC 置管中常见问题及处理方法

(一)穿刺失败

在穿刺前应耐心向患者做好解释工作,介绍 PICC 置入的目的和必要性,简单描述置管过程及置管后的注意事项,必要时可让已经置管的患者与其交流,通过现身说法消除患者的恐惧紧张感,以取得良好配合。

处理方法:对于年龄偏大、血管条件较差(如血管脆性大、弹性差)、血管不充盈或者血管分布畸形的患者,操作前可予以热敷,充分评估血管条件、掌握置管禁忌证。同时操作者应不断总结经验,提高自己的技术水平,掌握过硬的静脉穿刺技能。

(二)导管内抽不出回血

在 PICC 置管过程中,有时会出现送管过程基本顺利,注入生理盐水也比较畅通,但是从导管内抽不出回血的情况。可能原因有以下几点。

1.导管不在血管内

如导管不在血管内,注入生理盐水后患者会有胀痛感。但要警惕由于组织的疏松,患者感觉不敏感,这会影响判断。导管不在血管内常由置管时穿刺鞘脱出血管引起。

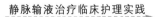

处理方法：重新穿刺置管。

2.导管在血管内打折

导管在血管内打折的表现为：把导管往外稍拔一些，就会抽出回血，但把导管送到相同刻度后，又抽不出回血。

处理方法：拔出部分导管至能顺利抽出回血的部位，改变患者置管侧肢体角度和高度，重新送入导管。如果盲调不成功的话，可在透视下动态调整。

3.导管开口紧贴血管壁

导管开口紧贴血管壁的表现为：快速用力注入生理盐水后，或略调整一下 PICC 长度，就能很顺利地抽出回血。

处理方法：快速用力脉冲式注入生理盐水。

4.导管开口处瓣膜不灵活

对三向瓣膜的导管而言，如果从导管内抽不出回血，要考虑导管瓣膜开放是否不太灵活。

处理方法：用生理盐水脉冲式冲管。另外在 PICC 置管前，预冲导管时，对瓣膜事先进行轻柔的揉搓。

（三）送入导管困难

在整个 PICC 置管过程中，出现穿刺血管顺利，但在送入导管过程中穿刺者突然感到阻力增加以致导管不能送入的情况，提示送入导管困难。送入导管困难常与以下因素有关。

1.导管型号不合适

当患者的静脉比较细小，而选择的导管比较粗时，送入导管会有一定的阻力感，造成送管困难。

处理方法：在穿刺前需正确评估患者的静脉情况，合理地选择适合患者型号的导管进行置管。

2.静脉瓣阻挡或静脉分叉

当所选的静脉存在较多静脉瓣、存在陈旧性瘢痕（静脉血管壁明显硬化),或者遇到静脉分叉时,也会出现导管送入时回退现象。

处理方法:应试抽回血,若回血通畅,则考虑可能有静脉瓣的阻挡。此时可以尝试将导管后退 2cm 左右,稍稍旋转导管,在推注生理盐水的同时送管,这样可借助推注生理盐水来冲开静脉瓣膜。若抽回血不畅,则应考虑遇到了静脉分叉,常见于锁骨下静脉与头臂干的成角及头臂干与上腔静脉的成角处,这时应将导管退出至回血最畅处,重新调整患者的手臂位置,再尝试送管。

3.静脉痉挛

由于患者的体位摆放不当、情绪过分紧张,或送入导管时速度过快而导致静脉痉挛的发生,导管推进、退出困难,触之该血管呈条索状。

处理方法:此时不可强行送管,应暂停操作,合理地调整患者的手臂位置,要求患者尽量放松,避免过分紧张。每次送入导管时动作力求缓慢,可略用力并持管停留片刻之后再让导管随着血流缓慢地进入,不要强行送管以免造成导丝变形,增加送入导管的难度。

(四)导管异位

在穿刺过程中穿刺者感到有阻力、患者自感不适、导管出现弯曲打折、无法抽到回血,就有可能发生了导管异位。若送管后用 B 超探头放于患者颈内静脉处,探测到明显的导管回声,推注生理盐水能看到水花样改变,则提示发生了导管颈内异位(图 3-59)。

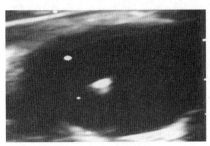

图 3-59　B超下颈内静脉异位显影

处理方法:为避免这种情况的发生,穿刺前应准确测量和修剪导管,防止误差。尽量避免选择头静脉穿刺。摆好患者体位,当导管尖端达到患者肩部时有一较大角度(此处为头臂静脉汇入腋静脉的部位),要求患者将头部转向穿刺侧并低头(用下颌贴近肩部),以免将导管误插至颈内静脉。此外,还可在穿刺前准备 10mL 冰生理盐水,穿刺后将冰生理盐水慢慢从导管中推入,如果患者感到颈部有冰凉的感觉,考虑导管可能进入了颈内静脉,应及时退出导管 10～15cm,重新摆好体位,再次送入导管。对于静脉解剖位置异常、血管粗直的患者,送入导管时不能过快,遇到阻力时不能强行送管,以免发生导管反折。

(五)拔导丝困难

在穿刺过程中出现拔导丝困难的原因:①穿刺前未用生理盐水冲管以润滑导丝。②穿刺时强行送入导管(特别是在生理角度处),致使导管扭曲、导丝变形,从而造成拔导丝困难。

处理方法:在穿刺前应先预冲导管以润滑导丝;穿刺时不得强行送管,如遇到阻力应暂停并退出导管少许,再用轻力缓慢地送管。当拔导丝有阻力且导管呈串珠样皱折改变时,应立即停止抽取导丝,并使导管恢复原状,然后连同导管、导丝一起退出 10cm,再尝试慢慢抽出导丝。

十一、PICC 并发症的临床表现及预防和处理

(一)渗血与血肿

由于穿刺后压迫不够,达不到止血效果,或者穿刺肢体过度活动,可能会有穿刺点渗血、皮下淤血、刺痛等情况的发生,一般在穿刺后即可出现,多发生在 24h 内。因此应严格注意以下几点:

(1)穿刺前要详细了解患者是否有凝血功能异常、出血倾向、抗凝治疗的用药史。

(2)穿刺时选择合适的血管,避免穿刺针过粗、留置导管过细、

穿刺不当或创伤性的穿刺。熟练掌握穿刺技术,避免采用"钓鱼式"的探针。

(3)穿刺见回血后保持针的位置,避免移动。

(4)导管送入15～20cm后可退出导入鞘以减少出血。

(5)特殊情况下在置管完毕后,可用弹力绷带加压包扎,也可在穿刺点上方沙袋加压。对渗血不止的患者,可24h内适当限制手臂活动。

(6)穿刺后要求患者早期尽量避免穿刺部位过度活动,避免剧烈频繁咳嗽,咳嗽时可用手指在穿刺点加压,防止因为静脉压增高而渗血(图3-60)。

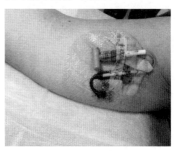

图3-60 静脉压增高渗血

(二)血管导管相关感染

血管导管相关感染(vessel catheter associated infection,VCAI)是指留置血管导管期间及拔除血管导管后48h内发生的原发性、且与其他部位感染无关的感染,包括血管导管相关局部感染和血流感染。患者局部感染时出现红、肿、热、痛、渗出等炎症表现,血流感染除局部表现外还会出现发热(体温>38℃)、寒战或低血压等全身感染表现。血流感染实验室微生物学检查结果:外周静脉血培养细菌或真菌阳性,或者从导管尖端和外周血培养出相同种类、相同药敏结果的致病菌。预防要点如下。

1. 置管前

(1)严格掌握置管指征,减少不必要的置管。

(2)对患者置管部位和全身状况进行评估。选择能够满足病情和诊疗需要的管腔最少、管径最小的导管。选择合适的留置部位。

(3)置管使用的医疗器械、器具、各种敷料等医疗用品应当符合医疗器械管理相关规定的要求,必须无菌。

(4)患痈肿、湿疹等皮肤病或呼吸道疾病(如感冒、流感等)的医务人员,在未治愈前不应进行置管操作。

(5)如为血管条件较差的患者留置 PICC 有困难时,有条件的医院可使用超声引导穿刺。

2.置管时

(1)严格执行无菌技术操作规程。置管时应当遵守最大限度的无菌屏障要求,置管部位应当铺大无菌单(巾);置管人员应当戴帽子、口罩、无菌手套,穿无菌手术衣。

(2)严格按照《医务人员手卫生规范》,认真洗手并戴无菌手套,尽量避免接触穿刺点皮肤。置管过程中手套污染或破损应当立即更换。

(3)置管使用的医疗器械、器具等医疗用品和各种敷料必须达到灭菌水平。

(4)选择合适的置管穿刺点,一般选择上臂中段位置。

(5)采用卫生行政部门批准的皮肤消毒剂消毒穿刺部位皮肤,自穿刺点由内向外以同心圆方式消毒,消毒范围应当符合置管要求。消毒后皮肤穿刺点应当避免再次接触。皮肤消毒待干后,再进行置管操作。

(6)患疖肿、湿疹等皮肤病,或患感冒、流感等呼吸道疾病,以及携带或感染多重耐药菌的医务人员,在未治愈前不应当进行置管操作。

3.置管后

(1)应当尽量使用无菌透明、透气性好的敷料覆盖穿刺点,对于高热、出汗、穿刺点出血、渗出的患者应当使用无菌纱布覆盖。

(2)应当定期更换置管穿刺点覆盖的敷料。更换间隔时间为:无菌纱布为 2 天 1 次,无菌透明敷料为每周 1～2 次;如果纱布或敷料出现潮湿、松动、可见污染时,应当立即更换。

（3）医务人员接触置管穿刺点或更换敷料时，应当严格执行手卫生规范。

（4）保持导管连接端口的清洁，注射药物前，应当用75％乙醇或含碘消毒剂进行消毒，待干后方可注射药物。如有血迹等污染时，应当立即更换。

（5）告知置管患者在沐浴或擦身时，应当注意保护导管，不要把导管淋湿或浸入水中。

（6）在输血、输入血液制品、脂肪乳剂后的24h内或者停止输液后，应当及时更换输液管路。

（7）严格保证输注液体的无菌。

（8）对于紧急状态下的置管，若不能保证有效的无菌原则，应当在48h内尽快拔除导管，更换穿刺部位后重新进行置管，并做相应处理。

（9）怀疑患者发生导管相关血流感染，或者出现静脉炎、导管故障时，应当及时拔除导管。必要时应当进行导管尖端的微生物培养。

（10）医务人员应当每天对保留导管的必要性进行评估，不需要时应当尽早拔除导管。

（11）导管不宜常规更换，特别是不应当为预防感染而定期更换导管。

（三）血栓

血液高凝状态、血流缓慢、血管内皮损伤是静脉血栓形成的三大因素。导管的材质及组织相容性、患者置管肢体的过度活动、手臂超出头部的动作频繁、长期卧床、血液循环差、置管的血管接受放射治疗或肿瘤化疗药物对血管的直接刺激、置管中多次穿刺或送管也是导致血管内膜损伤、血栓形成不可忽略的重要因素。临床表现：患肢肢体肿胀、酸痛、浅静脉怒张、皮温高、皮肤轻度发绀、皮下静脉扩张和出现多个瘀点。

1.预防要点

(1)置管前评估患者血凝指标及有无血栓史,严格执行无菌操作规范。

(2)选择合适的PICC管径,置管动作轻柔。

(3)置管后加强肢体的功能锻炼。

(4)做好预防深静脉血栓的健康教育。

(5)掌握正确的冲管、封管、拔管方法,禁忌强行冲管,避免发生肺栓塞。

(6)对高凝状态的患者遵医嘱应用抗凝药物以防治血栓的形成。

2.处理方法

(1)对于肿胀无明显压迫上肢动脉引起的麻木发冷等不适,或未出现明显的胸闷气急等肺栓塞表现的患者,常规予以保守消肿抗凝治疗;对于肿胀时间少于两周的急性期患者,需嘱其卧床,抬高患肢,并用硫酸镁湿敷,同时进一步肺动脉计算机体层血管成像(CTA)检查及观察患者是否存在胸闷气急等肺栓塞症状。

(2)掌握拔管时机:①对患肢肿胀明显、时间少于两周,血栓处于急性期状态患者,不建议拔管,易引起血栓急性脱落。②如导管周边组织存在静脉炎症,建议待炎症消退控制后尽早拔管。③对于超过两周的肢体肿胀患者,拔管后存在血栓脱落风险,但肿胀消退后拔管较急性期拔管血栓脱落风险更低。④对于全身情况差,再次置入PICC较困难患者,特别是肿瘤患者,若导管内血流尚通畅,且血栓已过急性期,建议可适当延长导管的使用时间,但需配合抗凝治疗,预防血栓形成。

(3)抗凝时间:住院期间常规低分子肝素钙0.4mL每12小时皮下注射,出院后改口服华法林[国际标准化比值(INR)控制在1.8~2.5左右]或利伐沙班片(每天20mg)。根据最新指南推荐一般3~

6个月抗凝。若患者合并恶性肿瘤,或血栓复发等情况,则建议长期甚至终身抗凝治疗。

刘某,男,48岁,肺癌,2019-8-12置管。20天后出现手臂肿胀、疼痛。血管B超示:右上肢置管静脉至肘部血栓形成(图3-61)。

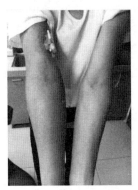

图 3-61　右上肢置管静脉至肘部血栓形成

处理:抗凝治疗,因患者后续还有化疗,故予保留导管。

(四)机械性静脉炎

机械性静脉炎的发生是由穿刺、置管过程中穿刺针、插管鞘和导管对静脉内膜、静脉瓣的机械性摩擦刺激而引发的血管变态反应。它可能是由选择的PICC型号不适合造成,如患者的血管细而选择的穿刺导管型号粗;有时它还与PICC材质过硬有关,如选择的导管为非硅胶材料的导管;机械性静脉炎的发生还与选择穿刺的静脉有关,如头静脉穿刺进入发生机械性静脉炎的情况比较常见,肘下置管的机械性静脉炎发生率高于肘上置管。

临床表现:患者出现沿静脉走向发红、肿胀、发热、疼痛等症状,有时可以出现局部症状。为了防止或减少机械性静脉炎的发生,应提高置管人员静脉穿刺的技巧。穿刺前根据患者的静脉血管情况，合理选择静脉穿刺导管的种类和型号；穿刺过程中避免使用带有滑石粉的手套。

处理方法：若患者出现机械性静脉炎的症状，可适当抬高患肢，给予湿热敷，每天 4 次，每次 20min，并经常做握拳/松拳的活动。

(五)细菌性静脉炎

细菌性静脉炎的发生常与操作者未严格遵循无菌操作原则有关。如皮肤消毒方法不正确、消毒范围过小、穿刺时污染导管；留置导管期间敷料更换不当、输液接头消毒不严或未及时更换等。

临床表现：患者出现沿静脉走向发红、肿胀、发热、疼痛等症状，常有寒战、高热等不适。

为了防止细菌性静脉炎的发生，工作人员在操作过程中应做到以下几点：①预防为主。操作者严格执行无菌操作技术。②当患者发生不明原因的寒战、高热时，应予以拔除导管并做细菌培养。③应用抗生素。

(六)血栓性静脉炎

血栓性静脉炎常由于导管的型号选择不当所致，如选择的静脉较细而置入的导管较粗，从而导致导管外周形成血栓；反复的穿刺损伤导致血管内膜形成血栓；封管技术不佳使血液反流，造成导管内或导管末端形成血栓，在冲洗导管时进入静脉，常见于末端开放式导管置管。

临床表现：患者置管侧手臂肿胀、疼痛，皮肤颜色、温度改变(图3-62)。为防止血栓性静脉炎的发生，护理人员应提高穿刺水平和封管技术，鼓励患者适当活动置管侧的肢体。

处理方法：患者发生血栓性静脉炎时，可给予热敷、理疗、溶栓等处理措施，必要时可拔除 PICC。

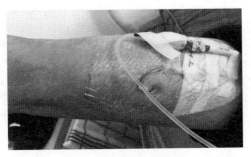

图 3-62 血栓性静脉炎

(七)穿刺点局部感染

发生穿刺点感染主要是由操作者未严格遵循无菌操作原则所致的,如皮肤消毒方法不正确;患者因天气炎热出汗较多、敷料潮湿污染,但未及时更换等。此外,放、化疗患者免疫力低下及过敏体质的患者较易发生穿刺点的局部感染。

临床表现:穿刺点红肿、疼痛、有脓性分泌物,无全身明显症状。为预防穿刺点感染,操作者应严格执行无菌操作技术,指导患者按时换药,敷料污染及时更换;同时应根据患者的皮肤情况缩短换药间隔时间,必要时局部加压碘伏棉球或使用抗感染敷料。

案例

患者沈某,男,48 岁,右肺癌术后。2018-7-4 置管,2018-7-14 来门诊维护,发现穿刺点局部发红,有硬结,局部皮温升高,体温正常。自诉有跑步习惯,平时出汗多。

处理:予局部挤出脓液,用碘伏棉球湿敷 10min,再将碘伏棉球挤干后置于穿刺点,外贴敷贴,每天换药。连续换药 3 次后局部症状有明显改善,改为每 3 天换药 1 次。1 周后局部感染好转,改 1 周 1 次换药(图 3-63)。

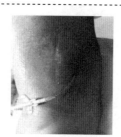 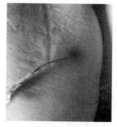 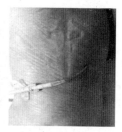

2018-7-14   2018-7-16   2018-7-22

图 3-63   局部感染

（八）导管破损

导管破损常由于不正确的导管固定方法、换药不当、导管接触尖锐物品或使用快速高压推注泵所致，如做 CT/MRI 检查时推注造影剂、用 10mL 以下注射器冲洗导管、暴力冲管、患者躁动等。

临床表现：在冲洗导管时会从损坏处渗水。若破损口位于穿刺点以内，则冲洗导管时会从穿刺点处渗水。

1. 预防要点

为了防止导管破损，应正确固定导管，不在导管处粘贴胶带；导管应避免接触尖锐物品；禁止使用 10mL 以下的注射器冲洗导管；禁止在做 CT 和 MRI 检查时，使用高压注射泵从 PICC 推注造影剂。

2. 处理方法

（1）导管末端破损的修复方法：①末端开放式导管一旦发生导管破损可用相应型号的留置针连接，必要时予以拔除导管。②三向瓣膜式导管破损可更换备用连接器以修复导管。

（2）穿刺点内导管破损的修复方法：缓慢外拉导管，查找破损处。然后参考导管末端破损的修复方法。修剪后行拍片定位，确定导管头端位置。

案例

　　林某,男,84 岁,帕金森病。2019-3-3 置管,2019-9-28 护士维护时发现延长管连接处有液体流出,要求会诊(图 3-64)。

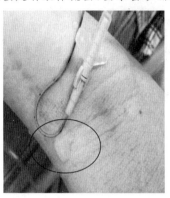

图 3-64　延长管连接处有液体流出

　　处理:修剪导管,重新连接新的延长管。

(九)导管堵塞

　　造成导管堵塞的常见原因:①导管固定不当,造成导管弯曲打折。②血块堵塞管腔,药物沉积或脂肪乳剂沉积堵塞管腔。③未使用正确封管技术导致血液反流,常见于末端开放式导管置管时。④采血、输注血液制品后未彻底冲管。

　　临床表现:①完全堵管(无法冲管、无法抽到回血、输液停止)。②不完全堵管(输液速度减慢)。

　　1.预防要点

　　(1)采用脉冲式冲管法,运用正确的封管技术。

　　(2)注意药物的配伍禁忌。

　　(3)输液结束时、输注脂肪乳剂或血液制品后一定要立即用20mL 生理盐水采用脉冲式方法冲洗导管。

　　(4)不可用重力输液方法来取代脉冲式冲洗导管的方法。

2.处理方法

（1）不完全堵管：输液结束时使用 5000～10000U·mL^{-1} 的尿激酶液 2mL 正压封管。保留至第 2 天早上输液前抽回血，生理盐水脉冲式冲管。

（2）完全堵管：采用三通负压抽吸的方法，使用 5000～10000U·mL^{-1} 的尿激酶液溶栓（建议使用 10mL 及其以上注射器）。具体连接方法见图 3-65，每隔 30～60min 抽一次回血，如能抽到连续的回血后，用 20mL 生理盐水脉冲即可。如抽不到回血，则继续上述方式再通。

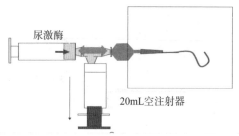

尿激酶

20mL空注射器

图 3-65　三通负压抽吸的连接方法

 案 例

患者沈某，男，60 岁，诊断为左肺癌。2018-1-29 行 PICC 置管。2018-7-1 经 PICC 行微泵 5mL·h^{-1} 持续推注药液，后半夜微泵报警，推注生理盐水不畅，提示堵管。

处理：尿激酶溶栓（图 3-66）。6h 后溶栓成功，继续使用。

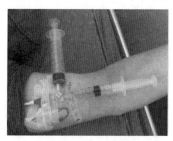

图 3-66　尿激酶溶栓

(十)导管滑脱

由于连接器中倒钩和减压套筒上的沟槽未对齐或导管起褶,导管与连接器未锁定牢固,引起导管滑脱,严重时导管可滑入患者体内。因此,在应用三向瓣膜式导管置管时,应注意导管成功置入后,在安装连接器时要按操作规程充分锁定导管,并做适当的牵拉试验以确保连接器和导管锁定牢固,防止意外发生。

(十一)导管漂移

导管漂移原因:体外导管断裂,患者置管侧肢体活动度过大。

处理方法:如发生导管滑入患者体内,应立即进行 X 线检查全身定位,确定导管位置,指导患者制动,防止导管进一步深入体内,并尽快用介入治疗的方式将导管取出体外。

(十二)导管异位

临床表现:血液回流不畅或没有回流,冲洗或注入困难,胸部 X 线检查显示导管尖端错位或导管扭结、打圈。

预防与处理:选择合适的静脉,首选贵要静脉。如必须在头静脉置管时,当导管达肩部处时,应嘱患者上举上肢,减小头静脉进入腋下静脉的角度,以便送管。送管动作轻柔,过快或强行送管容易碰到静脉瓣,从而改变导管走行方向而致异位。建议在穿刺过程中使用心电定位方式辅助置管,减少异位发生。如发生导管异位,应做 X 线检查,重新确定导管位置。

患者应某某,男,69 岁。反复咳嗽 2 月余,当地医院胸部 CT 示:左肺癌伴纵隔淋巴结转移、两肺内转移可能性大;肺气肿、肺大泡形成。2019-3-31 来我院门诊,拟"肺占位待查"收住入院。2019-4-3 行支气管镜检查,病理切片示:左上肺叶鳞癌。2019-4-6 行 PICC 置管,置管过程中导管送入预定长度后探头检测发现明显的导管影,提示颈内异位。改变患者手臂位置和体位(压迫颈内静脉位置),嘱患者做深吸气动作等均不能完成送管。后通过 X 线检查调整(图 3-67)。

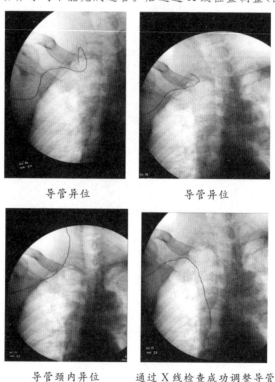

导管异位　　　　　　　　导管异位

导管颈内异位　　　通过 X 线检查成功调整导管

图 3-67　导管调整

(十三)导管移位

导管移位原因:敷贴固定不当,导管外滑或内缩;患者胸腔压力增高,如剧烈咳嗽、呕吐、用力排便等。

临床表现:X 线检查发现导管尖端不在上腔静脉中下段。

处理方法:①如导管内滑入心脏,则向外拔至原始置管刻度。②当导管外滑刻度超过 3cm 时,建议重新拍片定位。若导管移位至锁骨下静脉,则原位保留导管,作中短期导管使用,但不可输注腐蚀性药物,切记勿将导管体外部分向体内推送,以免继发感染。一旦出现手臂肿痛等并发症需立即拔管。③对颈内静脉移位的患者,首先安置患者体位于坐位,身体前倾,在病情允许的情况下,嘱患者做置管侧脚用力蹬地跳楼梯的动作。随后 B 超检查排除导管在颈内静脉,拍片确定导管尖端位置。

(十四)纤维蛋白鞘形成

纤维蛋白鞘形成的原因主要是血管内膜受损。因血管内膜损伤,血小板和白细胞黏附在内皮细胞上,凝血因子激活凝血酶,使纤维蛋白原转变为纤维蛋白,从而形成纤维蛋白鞘。

纤维蛋白鞘的形成会造成抽回血困难。置管后,如一种不能溶解的蛋白质可能出现并紧紧贴附于导管表面,纤维蛋白鞘的发生概率高达 55%～100%。漂浮在导管尖端的网状纤维蛋白也可导致抽血困难。

处理方法:抗凝和溶栓治疗。使用尿激酶溶解附着于导管开口处的纤维素或血栓,或者增加盐水脉冲式冲管次数。

预防方法:穿刺中尽量减少对血管内膜的损伤,对易形成血栓的患者考虑预防性应用抗凝剂。

(十五)皮肤过敏

皮肤过敏因素包括内源性因素和外源性。内源性因素:主要包括年龄、性别及患者自身的过敏体质等。

外源性因素:主要有导管材质、不同贴膜、各种消毒剂的应用及护理人员的不规范操作等。

处理方法:选用具有透气、不透水、粘贴牢固、通透性强的透明敷料。对过敏患者,选用无纺布敷料或纱布块,或用弹力绷带包扎,加强换药。可用地塞米松针剂涂抹患处。对消毒剂过敏的患者,选用对皮肤刺激性小的碘伏。

 案例

患者林某,女,乳腺癌,2018-3-24置管,出院后当地医院维护。2018-5-8为行第三次化疗入院,入院时发现PICC置管周围皮肤散在皮疹,伴瘙痒不适明显(图3-68)。

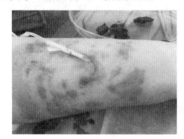 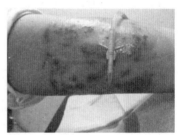

图3-68　PICC置管周围皮肤散在皮疹

处理:2018-5-8入院时,予碘伏消毒＋地塞米松1mg局部涂抹(图3-69)。

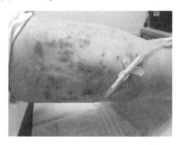 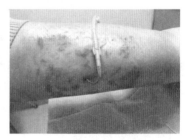

 2018-5-9　　　　　　　　　　2018-5-10

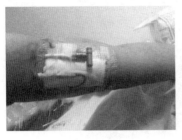 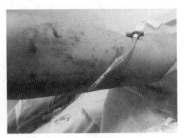

2018-5-11   2018-5-12

图 3-69　碘伏消毒＋地塞米松 1mg 局部涂抹后皮肤变化

(十六) 渗液

渗液原因及处理方法如下。

1. 纤维蛋白鞘形成

纤维蛋白鞘包裹部分导管,导致输液时液体流向改变。

处理:尿激酶溶栓。

2. 低蛋白血症

低蛋白血症导致血浆胶体渗透压下降,液体向血管外渗出,形成皮下水肿,渗液顺穿刺处渗出体外。

处理:遵医嘱补充人血白蛋白。

3. 体内导管破裂

导管于穿刺点下、血管外的位置发生破损。输注液体时液体可从导管破裂处顺穿刺点流出体外。

处理:可进行血管造影检查,及时修剪或拔除导管。

4. 淋巴管损伤

置管时可能损伤淋巴管,导致淋巴液顺导管引流至穿刺处。

处理:渗液穿刺点局部加压,减少渗出,加强换药,预防感染(图 3-70)。

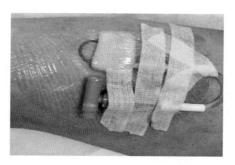

图 3-70　渗液穿刺点局部加压

十二、PICC 在 X 线下的显影

PICC 置管可能出现的情况如图 3-71 至图 3-79 所示。

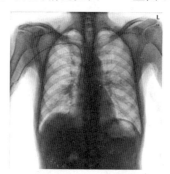

图 3-71　正常的导管深度

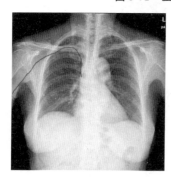

图 3-72　导管置入过浅

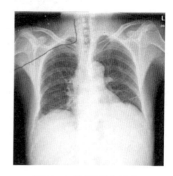

图 3-73 导管颈内异位

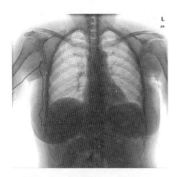

图 3-74 腋静脉处异位

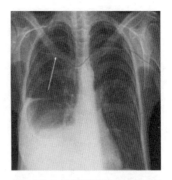

图 3-75 对侧锁骨下静脉异位

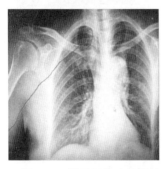

图 3-76 锁骨下静脉处反折

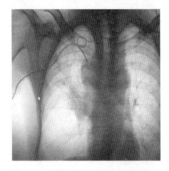

图 3-77 锁骨下静脉处绕圈

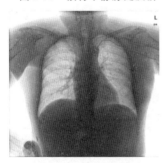

图 3-78 左上腔静脉异位

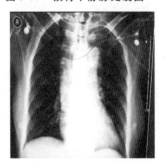

图 3-79 奇静脉异位

十三、PICC 置管后护理

置管后 24～48h 常规更换敷贴一次,如果更换敷贴后仍有渗血现象,需及时更换敷贴。

PICC 导管需定期维护,每周更换敷贴、输液接头,冲洗导管。如出现贴膜卷边、进水、渗血渗液、皮疹等特殊情况,应及时更换敷贴。

置管侧上臂避免测量血压,不可在 PICC 穿刺点上方行静脉穿刺。

十四、PICC 拔管

1. 拔管时机

(1)患者治疗结束。

(2)PICC 留置时间已达 1 年的患者。

(3)怀疑发生导管相关性血流感染或出现其他不能解决的并发症。

(4)导管的尖端位置不能满足治疗的需求。

2. 拔管注意事项

(1)严格遵守无菌操作原则。

(2)拔管动作轻柔,切记暴力拔管。

(3)拔至最后 10cm 处,嘱患者屏气。

(4)穿刺点局部压迫 5～10min(图 3-80),无菌敷贴保留至少 24h。

(5)如需行导管尖端培养,拔管时勿污染导管,用无菌剪刀剪取导管尖端 5cm 以上。

(6)评估导管的完整性(图 3-81)。

(7)记录。

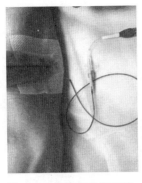 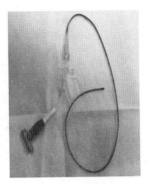

图 3-80 穿刺点局部压迫   图 3-81 评估导管完整性

3.拔管困难的处理

(1)拔管时遇到阻力,应立即停止,不得强行拔除。

(2)可重新调整患者体位。

(3)做好心理护理,嘱患者行深呼吸。

(4)可在置管侧上臂热敷,直至导管松动再拔除。

(5)如仍不能拔出,可经导管推入 $5000\sim10000U\cdot mL^{-1}$ 的尿激酶液(保留 $1\sim2mL$),同时妥善固定导管,尝试第 2 天再拔管。

(6)以上方法均无效,则行 X 线检查定位,请外科医生或介入科协助处理。

第五节 植入式静脉输液港

植入式静脉输液港,又称植入式中央静脉导管系统(central venousport access system,CVPAS),简称输液港(PORT),是一种可植入皮下长期留置在体内的静脉输液装置。输液港由静脉导管系统和注射座(港体)两部分组成(图 3-82),主要用于需要长期及重复输液的患者,可用于各种药物补液输注、营养支持治疗、输血、血样采集等。注射座大小如一元硬币,中央为硅胶穿刺隔膜,导管末端位于中心静脉。

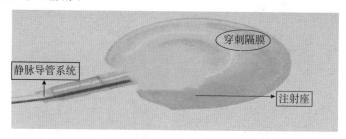

图 3-82　输液港

一、优点

输液港具有以下优点。

（1）减少反复穿刺的痛苦和难度，同时可将各种药物直接输送到中心静脉处，防止刺激性药物对外周静脉的损伤。

（2）完全埋植皮下，感染风险低。

（3）不易被别人发现，不会增加患者的心理负担。

（4）不影响患者日常生活，患者可进行洗澡、游泳等活动，有助于提高患者的生活质量。

（5）可长期使用最少 15 年，港体可反复穿刺 2000 次以上。

（6）护理间隔时间长，在治疗间歇期每 4 周护理一次。

二、输液港的主要类型

输液港主要包括普通型和抗高压型两种（表 3-3）。

表 3-3　输液港的主要类型

PORT 类型	注射座分类	开口	注射座材料	导管材料
普通型	单座（图 3-83）	末端开口式	钛合金	医用硅胶
	双座（图 3-84）	三向瓣膜式	特殊材料	医用硅胶

续表

PORT 类型	注射座分类	开口	注射座材料	导管材料
抗高压型	单座	末端开口式	特殊材料	聚氨
	双座	三向瓣膜式	特殊材料	聚氨酯

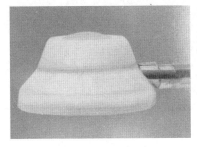

图 3-83 单座

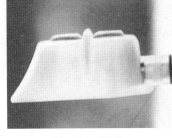

图 3-84 双座

三、适应证

输液港适应证包括：①需长期输注药物的患者，包括补液治疗或疼痛治疗、输注肠外营养液、化疗药物；②进行反复输血或采集血标本；③需要使用压力泵或加压输液；④适合任何年龄。

四、禁忌证

输液港禁忌证包括：①任何确诊或疑似感染、菌血症或败血症的患者；②已知或怀疑患者对导管所含成分过敏者；③预定插管部位有放射治疗史、静脉血栓形成史、外伤史或血管外科手术史；④乳癌根治术后患侧和上腔静脉压迫综合征患者；⑤合并严重慢性阻塞性肺病，因心肺功能等原因无法保持平卧位半小时的患者；⑥胸壁进行过放疗，或胸壁皮肤缺损、感染等。

五、输液港植入及术前术后护理

1. 植入方法

征得患者或家属签字同意后,由医生在手术室进行。常用的置入部位有颈内静脉、锁骨下静脉,成人首选锁骨下静脉。局麻成功后用穿刺针自锁骨下缘中外 1/3 处进入锁骨下静脉,并在导丝的指引下将导管放入血管,导管头端的最佳位置是上腔静脉和右心房交界的地方。将导管留置到位后,再建立皮下隧道和皮袋,以固定输液港的注射座。锁骨下窝是输液港注射座良好的选择位置,实际情况要根据个体差异,目的为不影响注射座的稳定及患者的活动。同时,埋植注射座的皮下脂肪厚度以 0.5～1.5cm 最为适宜。最后,将导管与注射座连接完成操作。经 X 线检查确认。

2. 置管后记录的内容

(1)置管时间。

(2)导管的品牌、型号、批号。

(3)穿刺点的位置、选择的静脉,X 线检查定位导管尖端位置。

(4)记录出血情况,冲、封管及固定情况。

3. 术前准备流程

(1)手术预约:因受场地、时间等限制,输液港手术需提前预约,由手术科室统一安排手术。医生开出手术时间、手术地点、联系人。

(2)术前检查:①血常规;②凝血功能;③输血前检查;④双侧颈内静脉血管 B 超(需在开单时备注:静脉)。

(3)知情同意:患者手术前,主管医师须负责签好以下文件。①手术知情同意书,谈话时重点强调以下风险:可能会穿刺失败;气胸;导管易位;导管断裂;导管堵塞;导管与港体结合处断裂。②自费药物/材料/检查/治疗/护理使用知情同意书(输液港)。③打印手术操作安全核查表、手术患者交接记录并填写相应内容。

(4)术中带药:遵医嘱带齐所需药物。

(5)患者准备:换病员服(女性患者不可穿文胸),取下所有金属及饰品。

4. 术后护理

(1)观察患者的呼吸、心率、意识、发绀和发热等情况,如有异常及时与医生联系。

(2)观察伤口情况,术后第 2 天常规换药,保持敷料干燥。

(3)术后 7～10 天伤口拆线。

六、宣教内容

1. 术前宣教

(1)患者洗澡、清洁,更换手术衣裤;摘掉所佩戴的所有首饰。

(2)配合医生术前谈话。

(3)评估患者能否平躺半小时,有无咳嗽;有无输液港材质过敏史。

(4)告知患者穿刺时不能用力咳嗽;在穿刺时配合医生将头部向左转,并保持姿势。

2. 术后宣教

(1)如果感觉呼吸困难,局部有胀痛不适,告知护士。

(2)术后伤口周围可能会出现青紫,一般 1～3 周自行消失。

(3)术后沿导管可能会有酸痛,一般 1～3 周内逐渐减轻。

(4)颈部胸部伤口的愈合时间大约 5～7 天;愈合后,一般无疼痛感觉。

(5)如果是皮内缝合者,无须拆线。

(6)伤口敷料保持干燥,以免伤口感染。

(7)输液港安置后需 X 线检查定位,无特殊情况当天即可输液。

3. 居家宣教

(1)伤口愈合后,专用无损伤针拔出后第 2 天可洗澡。

（2）输液港部位避免重物、外力撞击。

（3）避免同肢侧体提过重物品及进行引体向上、托举哑铃、打球、游泳等活动度较大的体育锻炼。

（4）维护必须由经过输液港相关培训的护士进行。

（5）治疗间歇每 4 周回医院维护一次，每次维护时均应在维护本上记录。

（6）禁止用强力冲洗导管，做增强 CT 检查时，严禁用非耐高压PORT 进行高压注射造影剂，防止导管破裂。

（7）观察输液港周围有无皮肤发红、肿胀、灼热感、疼痛等炎性反应，如有异常应及时就诊。

（8）如肩、颈部出现疼痛及同侧上肢肿胀或疼痛等症状时，应及时回医院检查处理。

4. 外院维护宣教

若不方便返回置管的医院进行每月维护，需到当地的 PICC 门诊进行维护。维护注意事项如下。

（1）输液港维护严格实行无菌操作。

（2）务必使用配套输液港无损伤针进行维护，必须用 10mL 以上的注射器进行冲洗。

（3）先抽回血，以证实导管在血管内且管腔通畅，并将回抽的回血弃去 2mL，再用 20mL 生理盐水冲管，用 $100U \cdot mL^{-1}$ 肝素稀释液3～5mL 正压封管。

七、PORT 植入后的使用和护理

1. PORT 使用及维护前评估

（1）患者取舒适卧位，暴露 PORT 植入位置，头偏向植入对侧。

（2）检查 PORT 位置、轮廓，局部皮肤完整性，有无压痛、肿胀、血肿、感染，确定皮下脂肪大致厚度。同侧胸部、颈部静脉及四肢有无肿胀。

（3）了解 PORT 植入侧肢体活动情况。

（4）患者意识状态及合作程度。

2. PORT 维护

（1）穿刺插针前物品准备：①换药包，内含透明敷贴、灭菌橡胶手套、无纺布、消毒乙醇棉片、小纱布、胶布、乙醇棉棒、2%葡萄糖酸氯己定乙醇棉棒（图 3-85）。②其他物品，包括无损伤针、肝素帽（输液接头）1 个、透明敷料 1 块（皮肤易过敏者使用）、20mL（或 10mL）注射器、生理盐水（图 3-86）。

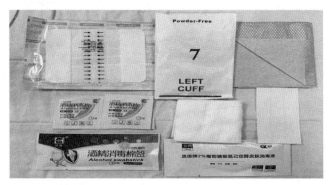

图 3-85 换药包内物品

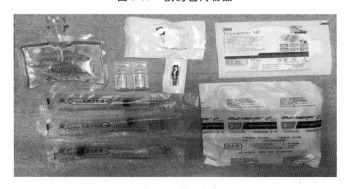

图 3-86 用物准备

（2）拆包、消毒：①患者取卧位，头偏向穿刺点对侧，暴露 PORT

位置,确认注射座的位置(图 3-87)。②使用速干手消毒液洗手,将换药包、注射器、无损伤针开封后放置在无菌区域。③持乙醇棉棒,以注射座为中心,螺旋状消毒 3 次(消毒范围直径 15cm),然后以相同方法用 2% 葡萄糖酸氯己定乙醇棉棒或碘伏棉棒消毒 3 次,自然待干(图 3-88)。④速干手消毒液洗手,戴无菌手套。⑤用抽吸有生理盐水的 20mL(或 10mL)注射器连接无损伤针,冲洗无损伤针,排除空气后夹闭延长管,待用。

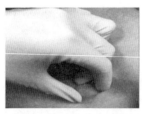 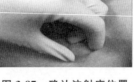

图 3-87　确认注射座位置　　图 3-88　消毒皮肤

(3)穿刺注射座、固定:①非主力手拇指、示指、中指固定注射座(呈等边三角形),在注射座拱起的中心垂直进针,无损伤针穿过皮肤和注射座的穿刺隔膜,有落空感即可(图 3-89)。②抽回血,证实位置无误、导管通畅,回抽的 2~3mL(儿童减半)血液丢弃。③用连接有 20mL 生理盐水的注射器脉冲式冲管,正压封管。夹闭延长管,接肝素帽(或直接接输液器或注射器进行后续治疗)。④根据无损伤针外留长度,在固定翼下方垫小纱布块,勿完全覆盖针眼,以便于观察针眼周围的皮肤情况,再用透明敷料覆盖无损伤针,用胶布固定延长管,贴膜注明插针时间(图 3-90)。输液港使用时每周维护 1 次。

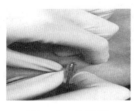 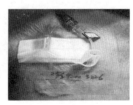

图 3-89　进针图　　3-90　延长管固定

3. PORT 输液操作流程

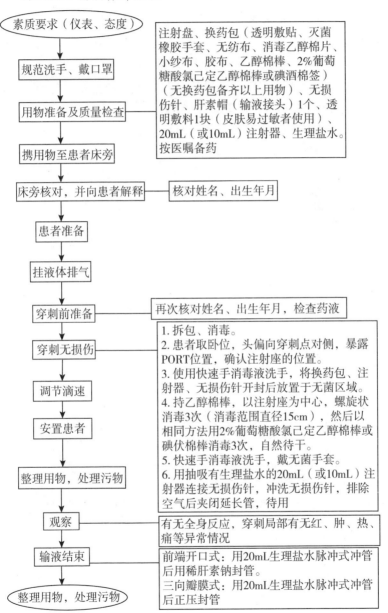

素质要求（仪表、态度）

注射盘、换药包（透明敷贴、灭菌橡胶手套、无纺布、消毒乙醇棉片、小纱布、胶布、乙醇棉棒、2%葡萄糖酸氯己定乙醇棉棒或碘酒棉签）（无换药包备齐以上用物）、无损伤针、肝素帽（输液接头）1个、透明敷料1块（皮肤易过敏者使用）、20mL（或10mL）注射器、生理盐水。按医嘱备药

规范洗手、戴口罩

用物准备及质量检查

携用物至患者床旁

床旁核对，并向患者解释 —— 核对姓名、出生年月

患者准备

挂液体排气

穿刺前准备 —— 再次核对姓名、出生年月，检查药液

穿刺无损伤

调节滴速

安置患者

1. 拆包、消毒。
2. 患者取卧位，头偏向穿刺点对侧，暴露PORT位置，确认注射座的位置。
3. 使用快速手消毒液洗手，将换药包、注射器、无损伤针开封后放置于无菌区域。
4. 持乙醇棉棒，以注射座为中心，螺旋状消毒3次（消毒范围直径15cm），然后以相同方法用2%葡萄糖酸氯己定乙醇棉棒或碘伏棉棒消毒3次，自然待干。
5. 快速手消毒液洗手，戴无菌手套。
6. 用抽吸有生理盐水的20mL（或10mL）注射器连接无损伤针，冲洗无损伤针，排除空气后夹闭延长管，待用

整理用物，处理污物

观察 —— 有无全身反应，穿刺局部有无红、肿、热、痛等异常情况

输液结束 —— 前端开口式：用20mL生理盐水脉冲式冲管后用稀肝素钠封管。
三向瓣膜式：用20mL生理盐水脉冲式冲管后正压封管

整理用物，处理污物

4.PORT 冲封管时机

(1)每次使用输液港后用 20mL 生理盐水脉冲式冲管,正压封管。

(2)每次输液前用 20mL 生理盐水冲管。

(3)抽血或输注高黏滞性液体(输血、全肠外营养、脂肪乳剂、造影剂等)后,应立即冲干净导管再接其他输液。

(4)更换有配伍禁忌的液体时冲管。

(5)治疗间歇期每 4 周冲封管一次。

5.PORT 冲封管液剂量及冲封管手法

封管液:一般为 $100U \cdot mL^{-1}$ 肝素生理盐水 5mL(小儿为 $10U \cdot mL^{-1}$)。

冲封管手法:脉冲式正压封管,当注射器内封管液剩余 0.5mL 左右时,为维持系统内正压,应在推注的同时夹闭导管延长管或拔针。

PORT 冲封管手法如图 3-91 和图 3-92 所示。

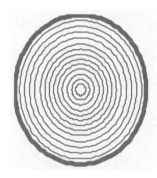 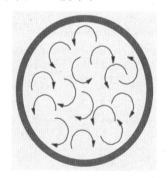

图 3-91 匀速推注　　　　图 3-92 脉冲式推注

PORT 冲封管剂量如表 3-4 所示。

表 3-4　PORT 冲封管剂量

不使用时(每月)	10mL 生理盐水冲管,5mL 肝素生理盐水封管
输注药物后(每次)	10mL 生理盐水冲管,若无后续输液则 5mL 肝素生理盐水封管
输/抽血,营养剂等(每次)	20mL 生理盐水冲管,若无后续输液则 5mL 肝素生理盐水封管
动力注射造影剂后(每次)	10mL 生理盐水冲管,若无后续输液则 5mL 肝素生理盐水封管

建议:连续性输液时 8h 冲管一次,避免导管堵塞。

6.拔针

(1)物品准备:无菌手套、棉签、生理盐水、碘伏、纱布、输液贴或止血贴。

(2)拔针流程:①手消毒,戴无菌手套。②用生理盐水棉签小心去除敷料及其他敷贴。③用非主力手拇指和示指固定住注射座,右手拔针,拔针过程中防止因惯性造成针刺伤(图 3-93)。④用纱布敷贴按压止血 5min。⑤用碘伏棉签消毒拔针部位。⑥针眼处贴覆盖穿刺点的输液贴或止血贴,24h 后可自行将敷料揭除(图 3-94)。

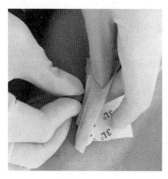
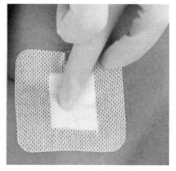

图 3-93　拔除无损伤针　　　图 3-94　敷贴覆盖穿刺点

7.采血护理

穿刺成功后,抽取至少 5mL 血丢弃,然后抽取足量血标本,再用生理盐水 20mL 脉冲式冲管。如患者需输液,可立即接上补液;如无需输液,即用 100U·mL^{-1} 肝素稀释液 3～5mL 脉冲式封管后拔针。

8.维护注意事项

(1)必须使用无损伤针进行穿刺。使用耐高压 PORT 高压注射造影剂时,必须用满足高压注射的无损伤针。

(2)必须使用 10mL 以上注射器。防止小注射器的压强过大,损伤导管、导管与注射座连接处。

(3)消毒范围需大于敷料范围。

(4)采用脉冲式冲洗法,正压封管。每次使用前抽回血 2～3mL 弃血,抽回血确认位置。若抽不到回血,可注入 5mL 生理盐水后再回抽。

(5)冲洗过程中密切观察患者有无胸闷、胸痛、药物外渗的现象。

(6)每次给药后都以标准方式冲洗导管。抽血、输血、输高黏滞性药物后应立即用脉冲手法冲洗导管,再接其他输液或正压封管。

(7)更换敷料时注意观察皮肤是否红肿热痛、皮疹及有无分泌物等感染或过敏症状。

八、PORT 使用常见问题及处理

1.回抽和注射困难

怀疑导管堵塞时,应先检查外部因素和患者体位,排除机械性导管堵塞。相关原因和处理方法如下。

(1)引导注射很通畅,但回抽无回血,可能与导管末端不在最佳位置有关,也可能是由于导管末端贴于导管壁上。

处理:可以让患者活动上肢或改变体位,或试着咳嗽几下。

(2)引导注射不通畅,可能是注射座及导管系统堵塞。

处理:不宜强行用力推注,可以用尿激酶溶解。

(3)穿刺针位置不正确。

处理:调整穿刺针位置。

(4)注射座和导管脱离,导管末端移位,导管扭曲,夹闭综合征等都可能造成回抽困难。

处理:必要时行 X 线检查定位,明确原因。

2.导管堵塞

导管堵塞是导管长期留置过程中最常见的非感染性并发症,可分为血栓性和非血栓性导管堵塞。非血栓性主要是由于机械性因素或药物沉积,占导管堵塞原因的 42%;血栓性又分为腔内血栓、静脉血栓、附壁血栓、导管尖端血栓和纤维蛋白鞘。

(1)静脉血栓、附壁血栓和纤维蛋白鞘表现为上肢肿胀、疼痛,附壁血栓和纤维蛋白鞘包裹并影响滴注。利用多普勒彩超等有助于确定诊断。

处理:遵医嘱低分子肝素治疗,复查彩超有无易脱落的附壁血栓,建议手术取港,华法林或低分子肝素持续治疗。

(2)腔内血栓主要表现为输液缓慢,不能回抽血或者输液泵报警。

处理:用 10mL 注射器缓慢推注 2mL 尿激酶($5000U \cdot mL^{-1}$),保留 15~30min,用 10mL 注射器回抽尿激酶和血块。如导管仍不通畅,使用第二剂尿激酶。导管通畅后,使用 20mL 生理盐水脉冲式冲管,并正压封管(图 3-95)。

尿激酶溶栓的具体操作步骤如下:①将无损伤针尾部连接三通接头;②将三通接头直臂接尿激酶 2mL($5000~10000U \cdot mL^{-1}$);③将三通接头侧臂接 20mL 空注射器;④将无损伤针和侧臂开通;⑤回抽注射器活塞;⑥关闭侧臂阀门;⑦迅速使直臂开通;⑧尿激酶因导管内负压进入导管,等待 15~30min。

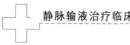

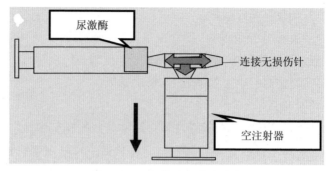

图 3-95 三通接头尿激酶溶栓

3. 感染、皮肤坏死

（1）感染

①输液港置管处局部皮肤、切口感染表现为皮肤红肿、分泌物、热痛,无全身症状。

处理:暂停使用 PORT,清理创口,使用抗生素,每日更换敷料。

②导管相关性感染表现为使用过程中患者出现高热、寒战、低血压等症状。

处理:经 PORT 抗生素治疗,直至连续血培养两次呈阴性且无发热症状。若仍不稳定,建议手术取港。

（2）皮肤坏死

表现:植入部位表皮坏死、溃烂。

处理:医生给予切除坏死部分,重新缝合。

4. 注射座翻转

表现:触摸检查注射座异常。

处理:体外调整,注意翻转位置是否正确,通知医生及时通过 X 线检查确诊处理。

5. 导管夹闭综合征

导管经第一肋骨和锁骨之间的缝隙进入锁骨下静脉时,会由于受到第一肋骨和锁骨的挤压而产生狭窄或夹闭,从而影响输液。严重时甚至造成导管破损或断裂。

导管夹闭综合征表现：抽血困难、冲管或输液时有阻力，并且与体位有关，置管侧肩部后旋或手臂上举时输液通畅，肩部自然放松时输液不畅。

处理：①导管无压迫，无须处理；②导管有轻微压迫，但不伴有管腔狭窄，建议每隔 1～3 个月复查胸片，检测有无发展到管腔狭窄；③导管有压迫同时伴管腔狭窄，应考虑拔管；④导管破损应立即拔管。

第六节　骨髓腔内输液

骨髓腔内输液（IO）又称骨内置管或骨髓内置管，可在紧急情况下建立输液、输血、复苏给药途径，同时还可采集标本送检，可作为暂时性应急措施，直至其他静脉通路建立。

骨髓腔内输液有过一段长期、丰富的历史。IO 技术最早起源于 19 世纪晚期。1922 年，德林克（Drinker）等在对胸骨血液循环进行观察后首次提出骨髓腔有可能作为输液途径，并描述了动物骨髓的解剖特性及其作为输血部位的可行性，为以后骨髓腔内输液技术的应用提供了理论依据。1933 年，约瑟夫森（Josefson）等成功经胸骨输入肝浓缩剂来治疗恶性贫血。1937 年，曾有报道骨髓内注射的胶体氧化物立即出现于下腔静脉和肺血管内。1940 年，有病历报告通过胸骨输注血液可治疗粒细胞减少症。1941 年，托坎廷斯（Tocantins）首次在临床上将骨髓腔内输液用于新生儿的急救。1942 年，经丹麦医生介绍，很多西方生物医学杂志报道了骨髓腔内输液在儿科中的应用。1942—1943 年，有两位学者分别证实骨髓腔内输液途径给药的效果和外周静脉给药效果相同，并且许多药物可满足吸收而无局部和系统并发症。1947 年，最大的一组临床研究报道，在 495 例患者身上开展的 982 次骨髓腔内输液全部成功。1952 年，IO 采用环钻针技术。1954 年，髂嵴被证实可以安全输注去甲肾上腺素，以及右旋糖酐等胶体液。1986年，美国心脏协会（American Heart Association，AHA）正式批准将 IO 技术列入儿科的急救复苏程序当中。2003 年，心脏生命支持（Advanced Cardiac Life Support，ACLS）准则中推荐 IO 作为成年个体有价值的选择方案。2005 年，美国食品药品监督管理局（Food and Drug Administration，FDA）批准了 3 种用于成人骨髓腔内输液的新设备，分别为 FAST1 骨髓腔内输液装置、BIG 骨髓腔输液装置（图 3-96，现已不常用）和 EZ-IO 骨髓腔输液装置（图 3-97）。《国际心肺复苏指南 2000》推荐连续 3 次静脉穿刺不成功或 90s 内不能建立静脉通路，推荐使用骨髓腔内输液，此方法适用于所有人。《国际心肺复苏指南 2010》指出对于无法建立血管内通路的患者，放置骨髓腔内输液针补液方式优于气管内通路方式。

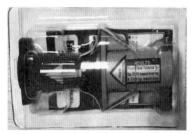

图 3-96　BIG 骨髓腔输液装置

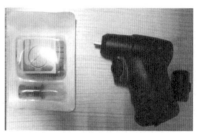

图 3-97　EZ-IO 骨髓腔输液装置

一、优点

在临床急救中能否及时、有效地建立输液通道直接关系到救治的成功与否。建立静脉通道的一般方法有外周静脉、中心静脉穿刺等。但对于危重患者来说，外周静脉常收缩塌陷，穿刺困难；中心静脉建立有一定的难度。通过骨髓腔内输液输入骨髓腔内的药物和液体可迅速、有效地进入血液循环，经骨髓腔给药进入血液循环的时间和中心静脉给药的时间大致相同，且快于外周静脉给药。对于无法常规静脉穿刺的危重患者，骨髓腔输液可作为传统静脉输液的首选替代途径,是一种快速、安全、有效的抢救技术。

二、适应证

骨髓腔内输液适应证包括心脏骤停、大面积创伤、休克、大面积烧伤、严重脱水、持续性癫痫等。在静脉通路因环境因素制约、操作者技术或设备等因素受限无法开通的情况下,骨髓腔内输液往往可以成功用于治疗。

三、禁忌证

骨髓腔内输液禁忌证包括绝对禁忌证和相对禁忌证两方面。

绝对禁忌证包括选择发生骨折的部位作为骨髓腔内输液的定点。相对禁忌证包括成骨不全的患者、严重骨质疏松的患者及在穿刺部位发生蜂窝组织炎的患者。此外,应避免在同一块骨上反复进行骨髓腔内输液尝试,以免发生潜在的漏液风险。

四、穿刺部位

通常情况下,对小儿患者骨髓腔内输液选择的部位主要在胫骨的近端或远端、股骨的远端;对成年患者骨髓腔内输液部位多选择在胫骨、肱骨或胸骨柄。

五、穿刺方法(以成人胫骨穿刺为例)

(1)患者取仰卧位,大腿放在硬平面上,穿刺侧小腿稍外展,腘窝处略垫高。

(2)穿刺点取胫骨粗隆下 1~3cm 之前正中平坦面上。

(3)术者戴无菌手套,常规消毒皮肤,铺孔巾。

(4)用左手掌抓住患者大腿、膝部及穿刺部位上方与侧面,用五指握住膝部以固定胫骨近端。

(5)酌情局麻下使用骨髓穿刺针进行穿刺。

(6)进针方向与胫骨长轴垂直,或呈 60°角向下刺入胫骨干。用捻转或顶钻方式轻巧有力地刺入。阻力突然降低提示已进入骨髓腔,停止进针,取出针芯或打开针帽抽取骨髓以证实。此时穿刺针无须支持即能保持直立。

(7)用注射器向针管内注入 10～15mL 生理盐水,检查推注时有无阻力,周围软组织是否肿硬。

(8)去掉注射器,连接输液装置,固定穿刺针管,用大块无菌敷料包扎支持。一般用输液泵保持一定压力输注液体。

(9)若失败,拔针,换对侧重新穿刺。

六、并发症的预防

最常见的并发症是液体、药物外渗及感染,预防方法包括：①严格的无菌操作可以降低感染的风险。②穿刺针可以在体内存留 72～96h,但是建议在 6～12h 内尽早拔除,以减少感染的风险。一旦患者情况改善,尽快建立其他方式补液。③提高穿刺技术,减少外渗。

●●●● 第四章

放射科留置针使用情况

第一节　留置针在 CT 增强扫描中的应用与护理

一、留置针在 CT 增强扫描中的应用

CT 增强扫描,即通过静脉注入水溶性有机碘对比剂后的扫描。以往护士在 CT 增强扫描中只能用 50mL 注射器人工推注,推注的时间长、推注的速率不确定,无法对病变部位进行不同时间的动态观察。现在应用高压注射器可用电脑预先编程,并根据不同部位、不同病变性质任意调节推注的速率,在注射的同时进行 CT 增强扫描,提高了诊断率。由于高压注射器增强扫描所需的速度快,血管壁耐受性差,容易导致血管壁破裂;传统一次性静脉输液钢针留置舒适感差,针尖斜面大,针梗短,针尖硬,静脉穿刺时容易刺破对侧血管导致渗漏。对于血管较深者,如进针深度不够,针尖斜面未全部刺入血管可引起对比剂外渗。渗漏的高浓度、高渗对比剂可使患者局部肿胀、剧痛,出现水疱、皮肤溃烂甚至组织坏死等,不仅使扫描失败,还给患者增加不必要的痛苦。

静脉留置针穿刺具有安全迅速、刺激性小、易于操作、便于固定、减少患者反复穿刺等优点,适用于 CT 增强扫描。

静脉留置针的套管用先进的生物性材料制成,管口为平面,其柔韧度高、弹性好,与穿刺点血管壁衔接紧密,因此不宜损伤血管壁而引起渗漏;且静脉留置针虽具有针尖锋利,容易穿刺,但针管较软,针座与留置针的起端成 Y 形等特点使其固定较牢固,针管不易滑动,针管随血管弯曲和关节部位的屈曲而弯曲,不易穿破血管,故可减少或杜绝对比剂的渗漏,减轻患者的组织损伤。另外,静脉留置针也为发生对比剂不良反应后急救提供了良好的静脉通道,增加患者安全,减少护理工作量,同时也可减轻护士的心理负担。

在 CT 增强扫描中,常使用 22-20 型号的静脉留置针、Philips 双排螺旋 CT 机、Sinopower-D 高压注射器(图 4-1),CT 增强扫描采用双筒高压注射器(图 4-2)配置;对比剂为碘帕醇及碘海醇;头、颈药量为 60mL,胸、腹部为 90mL;注射药速为 3~5mL·s^{-1}。

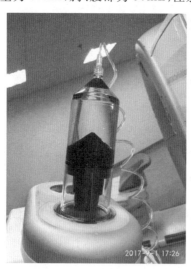

图 4-1　Sinopower-D 高压注射器

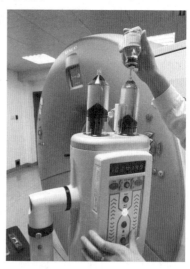

图 4-2　双筒高压注射器

二、CT 增强扫描检查前后注意事项

CT 增强扫描中,静脉留置针穿刺应选择有弹性、血流丰富、无静脉瓣、避开关节(易于固定)的静脉,多选用粗大的上臂静脉。根据所选静脉,操作者在穿刺部位上方约 10cm 处扎止血带,常规消毒皮肤,手持留置针与皮肤呈 15°～30°角直刺血管,见回血后降低角度再进 2mm,右手固定针芯,左手将套管全部推入血管,松止血带,做好固定。开始检查时,根据检查的部位协助患者摆好体位,打开留置针夹子,将留置针的接口连接高压注射器的连接管,查看抽回血情况。对于动脉 CTA、脑灌注成像(CTP)等特殊检查,要试推 0.9%氯化钠注射液 2mL,检查局部无肿胀后方能推注对比剂以达到显影和扫描效果。扫描完备,询问患者有无不适,将静脉留置针连接肝素帽,嘱患者在 CT 候诊室留观 30min,确无不良反应者拔针。

三、检查流程

1.检查前准备

患者于检查前 4h 禁食,测量体重。医护人员向患者介绍扫描期间的配合及注意事项,排除有碘过敏、心力衰竭、肾功能不全、甲亢等病史。所有患者均须签署知情同意书。在患者右前臂留置静脉留置针(在正常情况下,右手的锁骨下静脉直接汇入上腔静脉,路线较为通畅;而左侧的锁骨下有一些狭窄,跨过主动脉弓之后才汇入上腔静脉,路程比较远且比较崎岖,因此阻力会更大一些,在高速注射对比剂的情况下,对比剂容易由于压力太大冲入浅表的静脉网中,导致浅表静脉对比剂残留)。患者于腹部检查前 15min 饮水 400mL,上机前再饮水 600mL。对比剂使用前需要用加温仪加温,减少过敏反应发生。

2.操作流程

高压注射泵准备:Empower CTA 高压注射泵 C 筒吸入 90～100mL 对比剂,S 筒吸入 90～100mL 0.9％氯化钠注射液。接连接管,排尽管道内气体(整个管道系统不允许有残留气体,避免气栓现象的发生),将注射头朝下,注射泵与留置针紧密连接,预推注 0.9％氯化钠注射液 20mL,观察局部是否有渗漏现象。完成基本参数的设置,如压力、对比剂量、团注流率等参数设置。完成编程后,整个注射系统置于等待状态。CT 扫描与操作台按指令注药同步进行,直至扫描完毕。扫描结束后,静脉留置针保留至少 30min,方可拔出。目的是便于及时有效地快速抢救出现过敏反应的患者。

四、护理

1.检查前

向患者及家属做好解释工作;详细询问患者的过敏史及既往病史;征得患者及家属同意并签字后进行静脉留置针穿刺,并做好固定,力求一次成功以消除患者紧张心理。

2.检查中

根据病变部位为患者摆好适当体位,先用 0.9％氯化钠注射液 10mL 预冲留置针,确保其通畅,然后将静脉留置针与高压注射器连接便可以进行检查,密切观察患者检查中的病情变化,及时发现问题,及时给予解决。

3.检查后

检查结束后让患者在休息区观察 30min,如无特殊不适,门诊患者可予拔针并按压 5min,住院患者需输液的保留留置针并封管,同时嘱患者多饮水(以每小时比平时多饮 100mL 为宜,检查后 8h 内适量饮水尤为重要),以促进药物排泄。该类药物具有延迟反应现象,告知患者24h 继续加强观察,如有不适,及时到本院或当地医院就诊。

第二节 3种不同型号静脉留置针在CT增强扫描中的应用比较

CT增强扫描是否成功的关键因素在于留置针型号、流速、流量的选择。对比剂注射速率为3.0mL·s^{-1}时宜选用22G留置针,对比剂注射速率为4.0～5.0mL·s^{-1}时宜选用20G留置针。型号合适的留置针是保证成功穿刺及减少对比剂外渗的关键因素。22G留置针(图4-3)比20G留置针的管径小0.2mm,长度短5mm,但团注对比剂时血管压力高,患者疼痛感较强。20G留置针(图4-4)管径稍粗,针芯长,对于较粗、较直、走向明朗的静脉穿刺较容易,易于握持,操作灵活,可以将套管软管及针芯顺畅无阻地送至患者静脉内,且稳定性好,脱出、移位等意外事件发生率低,从而降低对比剂外渗的发生率;同时,团注对比剂时血管压力较低,患者疼痛感较轻,依从性大幅度提高。18G留置针(图4-5)因管径较粗,针芯较长,会使穿刺人员心理压力增大,操作难度增加,对穿刺人员穿刺技术的发挥造成不良影响,尤其是熟练程度不是很高的穿刺人员。

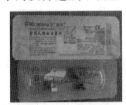

图4-3 22G留置针　　图4-4 20G留置针　　图4-5 18G留置针

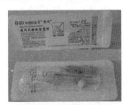

留置针型号特征及应用见表4-1。

表 4-1　留置针型号特征及应用

国际型号	国内型号	导管长度/mm	导管外径/mm	导管内径/mm	流速/(mL·min^{-1})	平均流速/(mL·min^{-1})	颜色	临床应用
18G	12#	30	1.3	1.03	76～97	85	绿色	CTP(脑灌注成像)
20G	9#	30	1.1	0.83	45～58	50	粉色	冠脉CTA、其他动脉CTA
22G	7#	19/25	0.9	0.67	26～41	33	蓝色	一般增强CT(如腹部、颈部等增强CT)

第三节　碘对比剂外渗原因与对策分析

一、碘对比剂外渗原因

1. 与患者有关的原因

患者配合能力差;患者体质弱,被穿刺血管脆,易破裂;淋巴静脉回流受损;支架植入术后,长期服用硫酸氢氯吡格雷片等抗凝药物。穿刺时患者情绪较紧张甚至惧怕,而致特异质反应的重要原因之一就是患者焦虑和紧张的情绪,最终导致检查终止;因为疼痛,患者依从性差。

2. 与护士有关的原因

血管选择不当;穿刺技术欠佳,反复穿刺;连接高压管道时未试注生理盐水,观察询问不及时;交接班不充分;与技师沟通不到位;护士心理状态不佳。

3.与穿刺工具有关的原因

留置针型号选择不当,不能承受注射时的压力和速度;使用患者病房带来的留置针(因为部分病房留置针不是 CT 专用,24G 留置针不宜用于增强 CT 检查,检查过程中高压注射容易导致留置针破裂);留置针套管未完全置入血管;留置针未固定好;留置针前端打折。

4.与检查有关的原因

对比剂使用的速度、浓度压力增加;技师选择注射速度时未充分评估血管的承受力;高压注射器增强扫描所需的速度快,血管壁耐受性差,容易导致血管壁破裂。

二、碘对比剂外渗结果

穿刺时干扰因素过多,会造成留置针套管不能完全推进血管内的现象。若超过 1/3 的套管未推进血管内,在团注对比剂时高压注射泵会对套管产生较大的冲击力;如套管固定不佳,则易发生移位、滑脱等不良现象,造成对比剂外渗。碘对比剂外渗会带来诸多不良反应,如疼痛、肿胀(图 4-6)。处理不及时还容易造成肌肉组织坏死,导致检查失败。

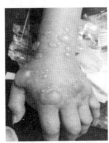 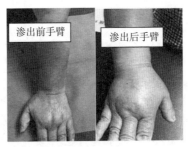

A.重度碘剂外渗　　　　　B.碘外渗前后之手臂对比

图 4-6　碘剂外渗案例图

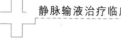

碘对比剂外渗程度分级见表 4-2。

表 4-2 碘对比剂外渗程度分级

分级	轻度	中度	重度
评价指标	局部穿刺点周围渗漏,范围不超过 5cm	肿胀范围超过 5cm,但未超越关节	肿胀范围广泛,可见明显跨越关节

三、碘对比剂外渗的预防措施

(1)穿刺血管的选择:应选粗、直、富有弹性,并能很好固定地血管。穿刺前取下穿刺侧肢体的饰物。

(2)根据检查部位和注射压力选择合适的留置针。

(3)穿刺方法的改进:采用大角度(15°~30°)进针。

(4)检验留置针是否在血管内:可用试注射的方法。

(5)将留置针固定牢固,操作前与患者强调注意事项,取得患者配合。

(6)加强高压注射过程的观察:观察压力曲线;观察注射部位是否肿胀;观察检查床移动时,留置针是否受牵连。

(7)与患者加强沟通;注射护士与接针护士、技师、诊断医师沟通到位。

(8)护理人员调整好心理状态:情绪稳定,心情愉快,面带微笑。

四、碘对比剂外渗的处理

1. 轻度

抬高患肢,宣教水化疗法并安抚患者,留存联系方式。观察后如无不适,可回家。

2. 中度

在渗出表面敷以薄层马铃薯片,纱布轻裹包扎,患手抬高于心脏位置并嘱其及时更换马铃薯片防止干燥。

3. 重度

用地塞米松 5mg＋20～30mL 生理盐水（具体药液量视渗出范围而定）浸透 10cm×10cm 纱布，湿敷于局部肿胀患处，并用绷带包扎（图 4-7），每 4 小时更换一次，直至肿胀消退，一般 24h 基本恢复正常。此方法的优点：①减轻组织对炎症的反应，阻止致炎、致疼、致过敏物质的释放。②修复局部血管内皮，减少液体渗出量。③药用简单，经济方便，易掌握。

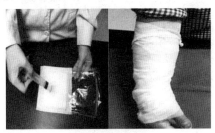

图 4-7　外渗手臂湿敷包扎

第四节　增强 CT 检查流程的标准化

一、检查前沟通讲解具体化

（1）严格签署知情同意书，让患者仔细阅读并予以重点部分讲解，比如对比剂输注速率、外渗、过敏等问题。

（2）告知对比剂使用禁忌证及不良反应。

（3）嘱患者增强 CT 扫描检查前后 6h 多饮水。

（4）说明家属陪同的重要性，以及时发现外渗等情况。

二、患者血管评估规范化

（1）评估患者血管情况，尽量选取上臂粗大静脉。

（2）根据检查项目需要的对比剂输注速率选择合适型号的留置针。

（3）关注年龄及疾病引起的血管损伤情况。

（4）杜绝有可能外渗的血管，提高一次穿刺成功率。

三、注射操作标准化

（1）环境整洁及无菌操作是关键，避免感染。

（2）患者评估：检查患者是否存在屏气功能配合不佳，神志不清等禁忌。

（3）高压注射器使用前用0.9%氯化钠注射液试注射，确保无外渗才可使用。

（4）检查者关注高清监控（图 4-8），以及时发现注射部位异常情况。

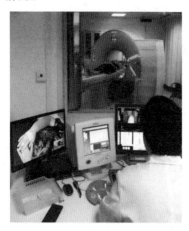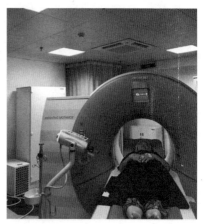

图 4-8　增强 CT 高清监控图

四、对比剂使用流程合理化

（1）使用前用加温仪加温以降低药液黏稠度，减少血管刺激。

（2）按照高警讯药品管理方法领药及储存，专人管理。

（3）一旦出现对比剂外渗应立即处理，安抚患者，留联系方式随访直至好转。

（4）每季度召开质控会，总结对比剂外渗个例情况及改进措施。

（5）上报外渗不良事件以总结归纳下降方法，年终汇总。

第五章

门诊输液室静脉输液常见问题及处理

第一节　静脉穿刺导致的晕针

　　患者男性,26 岁,深夜因腹泻、腹痛于急诊就诊,诊断为胃肠功能紊乱。医嘱予 0.9% 生理盐水 250mL＋盐酸消旋山莨菪碱 10mg,静脉滴注;0.9% 生理盐水 250mL＋盐酸左氧氟沙星 0.4mg,静脉滴注;0.9% 生理盐水 500mL＋维生素 C(VC)1g＋维生素 B_6(VB$_6$) 0.5mg＋10% 氯化钾注射液 10mL,静脉滴注。患者双手冰冷,又因脱水致静脉空虚,穿刺困难。护士穿刺两次方成功。0:30,开始输液。0:35,患者出现面色苍白,大汗淋漓,头晕,进而自输液椅滑倒至地面并晕厥。护士立即将患者平卧。测血压(BP) 85/52mmHg,脉搏(P)54 次/min。0:37,患者意识转清。护士将患者转至输液床继续输液,并予糖水口服。1:00,患者诉无不适,测 BP 108/70mmHg,P 72 次/min,继续输液。3:00,患者结束输液,离院。

　　分析:该患者发生了晕针。

一、晕针的原理

晕针是一种血管抑制性晕厥(或称血管减压性晕厥),属于反射性晕厥的范畴,以体质虚弱、神经血管功能不稳定的青年女性多见。此类患者在强烈的针刺等疼痛刺激下产生了特殊的紧张与恐惧心理,通过迷走神经反射引起血管床(尤其是周围肌肉)的扩张,外周血管阻力降低,回心血量减少,因而心输出量减少,血压下降,导致暂时性、广泛性的脑血流量减少,继而晕厥。晕针症状包括头晕、目眩、眼黑、恶心、心悸、面色苍白、出冷汗、四肢厥冷、血压降低、脉搏细弱等,甚至出现短暂意识丧失(晕厥)。

二、晕针发生的原因

1.体质原因

饮酒容易导致晕针。其次是过敏体质、血管神经功能不稳定者。不少无明显原因的晕针者,往往可从体质中找到原因。

2.心理原因

心理因素为晕针的主要原因,多见于虚弱患者或对穿刺具有恐惧心理的患者,由于缺乏体验或对穿刺的不良记忆,而产生恐惧、畏痛、心情紧张等情绪。其中以忧郁质人格患者晕针最多。可能是由于忧郁质人格性格内向,情感压抑,遇刺激既易兴奋,又易抑制,易发生自主神经调节功能紊乱。

三、晕针的临床表现

1.先兆期

头部各种不适感,上腹部或全身不适,视力模糊,耳鸣,心悸,恶心,面色苍白,出冷汗,打哈欠等。这一时期十分短暂,有些患者可无先兆期。

2.发作期

轻者头晕胸闷,恶心欲呕,肢体发软凉,摇晃不稳,或伴瞬间意识丧失。重者突然意识丧失,昏倒在地,唇甲青紫,大汗淋漓,面色灰白,双眼上翻,二便失禁。血压迅速下降,脉搏变缓,每分钟减缓至 40~50 次。少数可伴惊厥发作。

3.后期

经及时处理恢复后,患者可有显著疲乏,面色苍白,嗜睡及汗出。轻症则仅有轻度不适。

上述为典型发作过程,但轻症者可仅出现先兆期即直接进入后期,而无发作期。

四、晕针的预防

1.穿刺体位

护士应详细询问患者是否有晕针史,对有晕针史者和初次输液患者,穿刺时最好采取卧位。

2.转移注意力

对恐惧穿刺的患者,护士应予以细致耐心的解释及安慰,消除患者的思想顾虑和恐惧心理。对仍然惧怕者,护士应与之交谈,或安抚患者,以分散患者的注意力,消除患者的紧张和恐惧心理;也可令其做一些简单的快速心算,或向其提出一些小问题,利用其视、听觉功能和思维活动等,转移其注意力。

3.患者自身准备

对饥饿患者,扎针前宜适当进食;过度疲劳者,应令其休息至体力基本恢复。

五、晕针的处理

晕针一旦发生,立即停止治疗,让患者平卧在治疗床上,头低足高位,口服温开水一杯,或 50％葡萄糖溶液 20mL 静注,患者一般在 2～3min 即可恢复。若经上述处理无效,患者出现昏迷虚脱,应即时给予抗休克及心肺复苏等急救治疗。

第二节　弹力绷带在输液中的应用

　　患儿王某,女,18 月龄,因发热到我院儿科就诊。医嘱予 0.9％生理盐水 100mL＋头孢曲松 0.5g,静脉滴注,2 次/天。与家长沟通后,护士选择留置针为患儿进行穿刺。

　　选择血管时,护士进行了综合考虑。患儿为女童,家属拒绝剃掉其头发,无法选择头部静脉;患儿已会走路,须避开脚部血管;患儿前臂脂肪较多,手臂血管不显,无法选择手臂静脉。最后护士选择患儿左手掌背静脉使用 24 号留置针进行穿刺。因为患儿手部过小,留置针软针芯的前半部分最终留置位置位于患儿手腕处。为防止患儿撕拉留置针,护士予弹性绷带整个覆盖留置针以进行固定,调整滴速至每分钟 40 滴。

　　输液过程中,患儿哭闹,护士协助家长分散患儿注意力,予手机动画片观看。15min 后,药液滴速减慢至停止。拆开弹性绷带,发现穿刺部位药液渗出,护士立即拔除留置针,更换右手穿刺,不再使用弹性绷带固定并加强巡视。输液结束,对患儿家长宣教:避免置管肢体过度活动,避免肢体下垂,避免置管部位碰、撞,不得随意松动肝素帽。穿衣时,先穿置管侧衣袖,再穿另一侧衣袖;脱衣时,先脱未置管侧衣袖,再脱置管侧衣袖;置管期间禁止沐浴,保持置管部位干燥、清洁,防止感染。患儿家长在家中要注意观察患儿留置针情况,如不慎被患儿拔出,应及时按压穿刺点止血。

　　完成 4 次输液,患儿留置针未有药液渗出情况,疗程结束,护士移除患儿留置针。

一、传统观念

很多护理人员认为,患者特别是儿科患者在使用静脉留置针后,运用弹力绷带来固定静脉留置针,不仅可以方便患者日常生活,防止留置针的意外滑脱,延长留置时间,还可以有效降低静脉炎的发生率。但使用弹力绷带过程中,我们也会发现弹力绷带的不足之处。传统的完全覆盖式弹力绷带的包扎方式会妨碍护士对留置针的观察,导致无法及时发现静脉炎、液体外渗等情况,给患者带来很大的伤害。如果弹力绷带缠绕过紧还可能影响血液循环,甚至引起压疮的发生。

二、最新理论

2016 版美国静脉输液护理学会《输液治疗实践标准》(以下简称《标准》)中指出,不要使用弹性或非弹性绷带来固定任何类型的血管通路装置,因为他们不能充分固定血管通路装置,还可能掩饰并发症的症状和体征,并且影响血液循环或液体的输注。

三、技术革新

实际工作中,为婴幼儿使用弹力绷带可以遮盖留置针,防止被患儿发现而引发其好奇心进而撕扯留置针。使用弹力绷带还可以方便家长为患儿穿衣、行动,在保护留置针方面确实能起到很好的作用。对成人患者而言,使用弹力绷带覆盖固定留置针,也同样可以起到方便穿脱衣物,防止留置针滑脱的作用。

鉴于《标准》的要求和实际工作的需要,我们及时对绷带的使用方法进行了技术革新,使其既到达《标准》的要求,又能满足实际工作的需求。通过借鉴过往的经验,经过数次改进,我们设计出了弹力绷带的手套开窗固定法(图 5-1)。

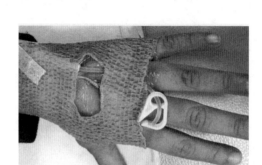

图 5-1　绷带的手套开窗固定法

　　首先,我们要将弹力绷带做适当的剪裁调整,再为患儿以手套的方式缠绕覆盖于留置针上。在穿刺部位剪裁出一个约 2cm×2cm 的窗口,以暴露穿刺点,便于护士及家长随时观察留置针的留置情况。

　　护士在为患儿使用弹力绷带时,还需在每次输液前移除弹力绷带,仔细观察留置针的情况,以及患儿的包扎部位是否有肿胀或压疮等情况。若无异常情况,方可为患儿重新包扎并继续输液。

　　经临床使用,弹力绷带的手套开窗固定法达到了令人满意的效果,是一项值得推广的新技术。

第三节　输液室静脉输液装置的选择

　　患者张某,男,42 岁,因在工地受伤,2018-2-7 就诊于我院急诊外科。诊断:全身多处擦伤、左下肢骨折。予左下肢石膏固定,医嘱予住院治疗,因暂无床位先于输液室输液治疗。医嘱予 0.9% 生理盐水 100mL＋氟比洛芬酯注射液 100mg,0.9% 生理盐水 250mL＋盐酸左氧氟沙星 0.4g,甘油果糖注射液 250mL,0.9% 生理盐水 250mL＋舒血宁 4mL,静脉滴注。

值班护士根据常规,选择一次性钢针为患者进行穿刺。因患者左手有擦伤,护士选择右手背部静脉作为穿刺静脉。22:15,开始输液。22:45,更换盐酸左氧氟沙星组输液。23:00患者诉穿刺部位疼痛且发红、发痒。护士予以解释并调慢滴速至每分钟40滴。23:10,患者诉症状较前稍有好转。23:20,患者如厕时钢针刺破血管,药物渗出,导致其手背部出现1.5cm×1.5cm的肿块。护士立即予以拔针,按压止血后予50%硫酸镁湿敷手背部渗出部位。

为防止再次发生钢针刺破血管,护士决定采用静脉留置针。通过宣教,患者同意使用留置针。护士更换患者右手,避开擦伤部位,选其右手背部静脉为穿刺静脉,使用22号静脉留置针进行穿刺。23:30,继续输注盐酸左氧氟沙星组药液,患者仍诉手部有疼痛、发红、发痒,可见穿刺静脉呈红色条索样延伸。在输注甘油果糖时,患者再次表达手部疼痛厉害。护士予以解释,并再次调慢滴速至每分钟30滴。2月8日2:00,患者输液结束,护士予冲管并保留留置针以待下次输液。8:30,患者转入骨科病房继续治疗。

【思考分析】

1. **穿刺工具选择错误**

2016版《输液治疗实践标准》中明确指出:只在单剂量给药中使用一次性静脉输液钢针。由国家卫健委发布的《静脉治疗护理技术操作规范》(以下简称《规范》)于2014年正式实施。《规范》中明确指出:一次性输液钢针宜用于短期(一般<4h)或单次给药,而不应用于腐蚀性药物的静脉治疗。患者所用药物并非单剂量而是有4个处方,不符合一次性钢针的使用原则;输注时间长达5h,不符合小于4h的规定,同样不能使用一次性钢针。

人体正常pH为7.35~7.45,正常渗透压为280~310mOsm·L^{-1}。而患者使用的药物中盐酸左氧氟沙星属于强酸性药物,pH为3.8~5.8;甘油果糖属于高渗性药物,渗透压为1098mOsm·L^{-1}。两者对血管均有着很大的伤害,更不可简单地使用一次性钢针进行输液。

综上所述,该护士第一次选择使用一次性钢针是非常错误的选择。

2.患者不适宜使用外周静脉留置针作为血管通路装置

2016版《输液治疗实践标准》中指出:渗透压超过900mOsm·L^{-1}的液体药物不可使用外周静脉—留置针进行输液。渗透压＞600mOsm·L^{-1}为高度危险,高度危险的药物可在24h内造成化学性静脉炎,主要表现为穿刺静脉的红斑、疼痛、肿胀、硬化及条索状静脉等静脉炎症状。甘油果糖属于高渗性药物,其渗透压为1098mOsm·L^{-1},不适合选择静脉留置针。

一、各种穿刺针的使用原则

针对患者,什么血管通路最适合呢?首先,我们要知道常用的几种静脉通路的使用原则。

1.一次性静脉输液钢针的使用原则

只在单剂量给药中使用一次性静脉输液钢针,装置不能留置。

2.外周静脉留置针(PVC)

考虑液体药物特性(如pH、渗透压)、预期的输液治疗时长(如少于6天)和外周静脉通路部位的可用性。不能使用外周静脉留置针的治疗包括持续腐蚀性药物治疗、肠外营养、渗透压超过900mOsm·L^{-1}的液体药物。

3.中心静脉导管(CVC)、经外周静脉置入中心静脉导管(PICC)、 输液港(PORT)的使用原则

CVC、PICC和PORT适用于中长期治疗,可用于任何性质的药物输注,但不应用于高压注射泵注射造影剂(耐高压导管除外)。中心静脉导管(CVC)还可以用于血流动力学检测。

二、血管通路的正确选择

在实际工作中,护士在为患者选择静脉通路装置时往往受到多方因素的影响。对很多患者而言,使用外周静脉留置针并不是最佳选择。外周静脉情况良好的患者往往会拒绝使用 CVC、PICC 或 PORT,所以静脉留置针仍是目前长期输液患者最多的选择。

护士在使用静脉留置针输注高渗性、高刺激性甚至腐蚀性药物时,要密切观察患者的血管情况,如出现静脉炎应立即予以处理,给予热敷和抬高患肢等。日常工作中,我们也会使用一些局部凝胶和软膏来治疗静脉炎。姚兰芬曾做过一个实验证明三黄软膏的效果好于 50% 硫酸镁,王君芬也证实土豆片和芦荟叶片对治疗静脉炎有很好的效果。在对症处理 24~48h 后,如果静脉炎的症状仍未好转,护士应考虑移除静脉留置针。

总之,护士应该根据治疗处方或治疗方案、预期治疗的时间、血管特征、患者年龄、并存症、输液治疗史、对血管通路装置位置的偏好、可用于设备护理的能力和资源选择适宜患者血管通路需要的血管通路装置类型。

第四节 输液贴致皮肤损伤

 案例

患者女性,76 岁,2017-10-10 因头晕来我院就诊,诊断为脑供血不足,在门诊给予临时输液治疗。医嘱予 0.9% 生理盐水 500mL+消旋山莨菪碱注射液(654-2)10mg,静脉滴注;0.9% 生理盐水 250mL+纳洛酮 4mg,静脉滴注。穿刺置管后使用医用输液贴进行固定。输液结束后,护士撕下输液贴时发生因撕拉输液贴导致的患者皮肤缺损。皮肤缺损处的创面面积约 1cm×7cm，与所用的输液贴等大。

护士立即为患者消毒并以油纱及无菌纱布覆盖破损皮肤，陪同患者到急诊外科就诊。医生检查患者的皮肤损伤后，予重新消毒、包扎并嘱其隔天来院换药。

考虑患者年龄较大，手背部皮肤薄且松弛，皮下组织较少，创面愈合困难，护士对患者进行宣教：①加强营养，进食高蛋白饮食，以促进伤口的愈合。②患侧手背尽量避免下垂，以利于血液循环。③换药后在创面涂抹祛腐生肌膏。

1周后患者创面皮肤开始生长，继续换药治疗，2周复诊时创面已基本愈合。

一次性无菌输液贴的使用大大方便了护理人员，既减轻了工作量，又避免了传统胶布粘贴不牢而导致输液过程中钢针刺破血管，减少了患者反复穿刺的痛苦。输液贴由于贴黏性较强，拔针时不易揭除，若强行撕拉易造成患者皮肤疼痛甚至皮肤缺损。

在治疗过程中，部分护士由于患者较多或其他原因，在为患者拔除针头，去胶布时，速度较快，没有发现患者的皮肤受损，未能及时止损。因此，在一次性无菌输液贴使用过程中，护士一定要加强责任心，严格执行各项操作规程，动作要轻柔，速度放缓，并随时观察患者的反应。老年人皮肤和体内器官一样，无论外观组织还是功能上都会出现老化衰退现象，且皮下组织少，血液供应差，损伤后愈合极其困难，如果合并糖尿病就更难愈合。婴幼儿和老年患者皮肤较薄，且老年人皮肤弹性差，特别是皮肤有破损时，在揭除输液贴时一不注意就容易导致皮肤撕裂。所以护理人员操作时一定要动作轻柔，随时观察患者的皮肤情况，听取患者的诉求，为患者揭除所有输液贴后再让患者离开，且粘贴时要避开皮肤破损处。

在为患者揭去胶布时，应对患者的皮肤进行评估。如老年患者的皮肤较薄,弹性较差,特别是皮肤有破损时,我们需要使用乙醇或复合碘消毒液来擦掉胶布上的胶。用一手揭起胶贴边缘,另一手用食指与拇指拿蘸复合碘消毒液的棉枝并将其放在皮肤和胶贴之间。采用分别从胶贴两边擦向中间的方式轻柔转动擦除胶贴黏性,至胶布全部去掉。此种方法经多次使用,效果良好。

一旦发生撕拉胶布导致患者皮肤缺损的情况,应立即予以处理,汇报护士长,并带领患者去急诊外科就诊,根据医嘱予以治疗处理,并在不良事件系统中上报。

第五节 输液致桡神经损伤

患者女性,58 岁,因头晕 1 天,就诊于急诊内科。医嘱给予0.9％生理盐水 250mL＋纳洛酮 4mg,静脉滴注。护士选择患者的左手静脉进行输液。进针点在腕关节下 3 横指虎口处,即靠近第二掌骨一斜形走向的静脉。由于静脉患者静脉比较滑且不是很清晰,护士在该穿刺点反复穿刺几次均未成功。此时,患者忽然发出尖叫,随即诉穿刺处沿静脉走向周围出现麻木、刺痛,像是触电感觉。护士立即予拔针,查看患者该手握拳功能(活动正常),更换另一只手输液。输液结束后护士陪同患者去急诊外科就诊,未见肢体功能异常表现及阳性体征。医生建议行局部热敷。第 2 天患者诉局部疼痛感缓解,但左手大拇指麻木感加重,感觉功能异常,无法像往常一样使用手机,无法端杯喝水。此后几天,患者诉局部麻木感未见减轻。护士告知患者定期来医院就诊。在短期内患者症状无明显改善,只是麻木感逐步局限在左手大拇指内侧,触之感觉不清晰。医嘱予手部理疗。此后定期电话随访患者,直到半年后此处皮肤感觉才恢复正常。

一、原理

手背主要由桡神经和尺神经所支配,桡神经是臂丛神经后束发出的一条粗大的神经,在腋窝内位于腋动脉的后方,并与肱深动脉一同向外下行,先经肱三头肌长头与内侧头之间,然后沿桡神经沟绕肱骨中段后面,旋向下外行,在肱骨外上髁上方穿过外侧肌间隔至肱桡肌与肱肌之间,继续下行,在肱骨外上髁前方分为浅深两终支。皮支在腋窝处发出臂后皮神经,分布于前臂背面皮肤;桡神经浅支为皮支,沿桡动脉外侧下降,在前臂中下 1/3 交界处转向背面,并下行至手背,分布于手背桡侧和桡侧两个半手指近节背面的皮肤。桡静脉与桡神经浅支伴行。

护士在患者腕关节桡侧进行静脉穿刺时,有损伤桡神经的可能。

二、症状

桡神经损伤后,主要运动障碍是前臂伸肌瘫痪,表现为抬前臂时呈"垂腕"状态。桡神经损伤后表现的感觉障碍,主要以第 1、2 掌骨间隙背面"虎口区"皮肤最为明显。

三、预防

(1)提高安全防范意识。注意穿刺部位的选择,避开关节部位,特别是腕关节等神经分布较多的部位。

(2)加强护士穿刺技术的培训锻炼,提高穿刺技术,避免反复的回针,减少患者痛苦。

四、处理措施及护理

(1)局部热敷,每天两次,每次 20min。

（2）物理治疗，远红外线照射，每天两次，每次 30min。

（3）药物治疗，口服维生素 B_1，每次 100mg，每天 3 次。

（4）心理护理，由于患者偶然发生这种情况，容易高度紧张、恐惧，担心因此会带来不良的后果甚至致残。因此做好心理护理尤为重要。在积极处理的同时做好心理疏导，向患者解释疼痛与神经分布有关，通过治疗会痊愈。让患者放松，给予心理安慰和心理支持。使患者获得安全感，消除患者紧张、焦虑、恐惧情绪。

（5）病情观察，注意观察受损神经恢复情况，认真听取患者的主诉，了解患者的心理状况。指导患者进行握拳、拇指对掌、拇指对指、局部按摩等功能锻炼活动，以促进患指功能的恢复。

参考文献

[1] 付秀云.医用粘胶剂相关性皮肤损伤的国内外研究现状[J].护士进修杂志,2018,33(18):1665-1668.

[2] 金晶,林龙芳.198例抽血晕针综合征的原因分析及护理对策的探讨[J].当代护士(上旬刊),2016(12):15-16.

[3] 李春燕.美国INS 2016版《输液治疗实践标准》要点解读[J].中国护理管理,2017,17(2):150-153.

[4] 刘建凤.静脉留置针的临床应用及护理[J].白求恩军医学院院报,2012,10(4):349.

[5] 美国静脉输液护理学会.输液治疗实践标准[J].中华护理学会静脉治疗护理专业委员会,译.输液治疗护理杂志,2016,39(1S):S1-S132.

[6] 美国心脏学会.2000年国际心肺复苏指南[M].2000.

[7] 美国心脏学会.2010年国际心肺复苏指南摘要[M].2010.

[8] 彭娜.2016年INS输液治疗实践标准:血管通路装置的选择和置入[J].现代医药卫生,2017,33(9):1285-1287,1291.

[9] 覃丽娜.晕针患者的原因分析及护理对策[J].母婴世界,2016,(9):170.

[10] 吴德生,秦道云,谭琴,等.邻苯二甲酸酯类化合物的生殖毒性及其环境内分泌干扰效应[J].癌变·畸变·突变,2015,27(4):316-318.

[11] 吴玉芬,陈利芬.静脉输液并发症预防及处理指引[M].北京:人民卫生出版社,2016.

[12] 吴玉芬,杨巧芳.静脉输液治疗专科护士培训教材[M].北京:人民卫生出版社,2018.

［13］徐波,耿翠芝.肿瘤治疗血管通道安全指南［M］.北京:中国协和医科大学出版社,2015.

［14］徐秀红.头静脉穿刺损伤桡神经浅支 1 例［C］//中华护理学会内科专业委员会.中华护理学会全国内科护理学术交流会议论文集,2013:486-487.

［15］杨成民,刘进,赵桐茂.中华输血学［M］.北京:人民卫生出版社,2017.

［16］易英.静脉输液导管护理的研究进展［J］.解放军护理杂志,2016,33(12):41-42.

［17］张晓红,周凤勤.骨髓输液在危重症手足口病患儿急救中的应用及护理［J］.中华现代护理杂志,2012,18(10):1144.

［18］张雪慧,蚁晓青,刘玩珊,等.ICU 医源性皮肤损伤的原因分析及护理方案讨论［J］.中国卫生标准管理,2019,10(14):150-152.

［19］中华人民共和国国家卫生和计划生育委员会.静脉治疗护理技术操作规范:WS/T 433—2013［S］.

［20］钟华荪.静脉输液治疗护理学［M］.北京:人民军医出版社,2014.